大脑健身房

HJÄRNSTARK

Hur motion och träning stärker din hjärna

[瑞典] 安德斯·汉森　著

Anders Hansen

张雪莹　译

中国友谊出版公司

前　言

锻炼你的大脑

两个拳头并在一起的大小，就是你大脑的体积。人类大脑的重量大约与一盒牛奶相当。想象一下，这件小东西包含了你曾经感受和体验过的一切、你所有的人格特质、你所学到的全部知识和经验、你所有的记忆——从 3 岁时暑期旅行第一次产生了模糊的印象，接着到你的童年和少年时代经历的一切，再到现在，成年时代的你正在阅读这些文字。

人类的一切都存储在这个物体中。在我们已知的万物中，大脑具有最复杂的结构，但它的能耗比一只电灯泡还低。如果一个人对大脑不感兴趣，那恐怕也没有其他事情能令他着迷了。

我们虽然已经知道了身体的其他器官是如何工作的，但大脑的活动至今仍是一个谜。还好，得益于最新的科学研究工具，我们对大脑的认识在过去几十年中取得了巨大的飞跃。我们已经开始逐步了解大脑的详细功能了。如今，我们可以确定地说，不是我们拥有大脑，而是我们的大脑决定了我们。

然而，即使大脑在生物学特征方面起了决定性作用，也并不意味着你的命运是注定的、无法改变的。科学研究发现了大脑的可塑性——不仅在童年期具有可塑性，在成年期也是如此。新的脑细胞不断发育。脑细胞之间的连接时而建立，时而消失。你日常所做的每一件事，甚至你的每一个想法，都可能使你的大脑产生些许改变。打个比方，你的大脑更像是陶土而不是成型的瓷器。

那么你是如何拿捏这块"陶土"的呢？其实，身体活动对于大脑来说很重要。活动身体时，不仅你具有了更好的感受，你的注意力、记忆力、创造力和抗压力也会得到提高。你可以更快速地处理信息——这样能更迅速地思考，并让大脑资源更加合理地分配。当你拼命开动脑筋时，你可以使用额外的"智力装备"来帮助自己集中注意力，并使自己面对周围变化时保持冷静。其实，锻炼身体甚至能提升你的智力水平。

这听起来不奇怪吗？通常，我们如果想要更强壮的手臂，应该锻炼我们的手臂，而不是我们的腿。就大脑而言，如果我们想要一个更好用的大脑，不是可以通过填字游戏、记忆练习和其他脑力活动来锻炼吗？事实证明，并非如此。科学研究很清楚地表明，在增加大脑功能方面，进行填字游戏、记忆练习和数独等脑力活动无法达到规律的体育锻炼所带来的效果。令人惊讶的是，大脑似乎是在运动中最受益的器官。

在本书中，我将向你介绍体育锻炼和科学训练对大脑产生的巨大影响及其中的机制。有些成果是立竿见影的——甚至在一次散步或跑步后就会显现，而有些则需要有规律地训练至少一年才能看到。在后文中，我还会为你描述体育锻炼在健身和心理方面带来的益处——这些益处不亚于精神的升华。

安德斯·汉森

目　录

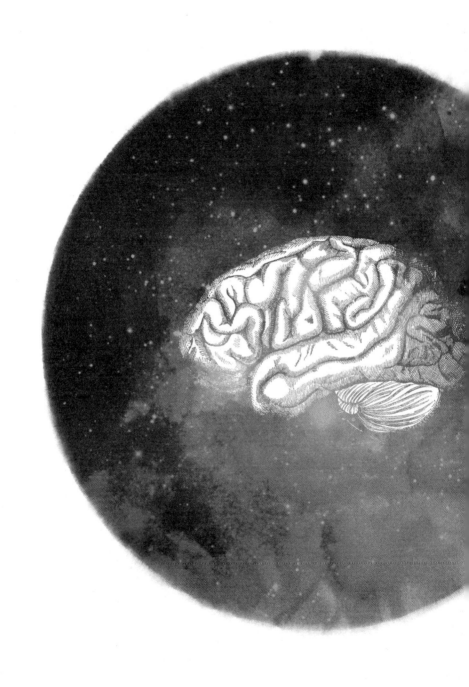

第1章 会变化的大脑

身体是用来支持大脑的。

——托马斯·A. 爱迪生

（Thomas A. Edison）

想象一下，你坐在时间机器里，将年份推回到公元前一万年。机器开始叮叮咣咣地响起，又突然在数千年前的时间点停下了。你惴惴不安地走出时间胶囊，环顾四周。一群身着动物皮的人站在那里，貌似很惊讶地看到你。

　　你对他们的第一印象会是什么？——一群只会捕猎动物，没有任何高级思想的原始"洞穴居民"？你或许很容易这么想，但实际上，你和他们其实非常相似。当然，除了他们和你说着不同的语言，经历着完全不同的人生，总的来说，他们的身体机能与你的非常类似。他们和你拥有相同的认知能力和身体感受。在过去的 1.2 万年里，我们人类的身体并没有发生太大的变化。

　　相比之下，你的生活方式在短短一百年内倒是经历了巨大的变革，特别是和 1.2 万年前相比，变化的程度令人难以置信。你生活在舒适的环境中，并使用着你的古代先辈在他们最疯狂的梦中也无法想象的工具。你存在于完全不同的社会环境中。你在一周内遇到的新面孔可能比他们一生中遇到的还要多。

你与祖先的生活方式之间还有另一个根本的区别：他们的运动量比你的大得多。纵观历史，我们各代祖先都是这样。数百万年来，我们的祖先都比我们拥有更大的运动量，原因很简单：在人类历史的大部分时间里，人们必须靠体力活动才能获得食物和生存的机会。不仅我们的身体是为了运动而生，我们的大脑也是。

100 年听起来可能就已经很长了，更不用说 1.2 万年了。但从生物学的角度来看，它不过是一眨眼的时间。任何物种想获得巨大的变化都需要进化很长时间，包括人类。无论在一个世纪还是在 1.2 万年内，我们的大脑都没有发生显著的变化。尽管我们的生活方式已有了巨大的变化（这些社会的转变使我们逐步脱离了原本的生活方式），但我们的大脑仍然生活在非洲大草原——我们多年前以狩猎为生的祖先居住的地方。特别是当我们运动时，情况更是如此。即使我们现在不需要靠体力寻找食物，网购就能解决问题，但要是按照祖先的方式生活（例如经常运动），我们的大脑依然会变得高效。

锻炼和训练可以产生更有效率的大脑

这些年来，我读过数以千计的研究成果，如果非让我从中选择一个最吸引我的，我将选择这项不仅改变了我对医学和健康的看法，而且在一定程度上改变了我对整个生活的看法的研究。这项研究对大约 100 位 60 岁老人的大脑进行了 MRI 检查。

MRI，即核磁共振成像。对大脑研究人员来说，这项技术是一个奇迹。它是一件让我们真正走进另一个世界的工具。如今，由于 MRI 技术，我们可以"掀起盖头"看到大脑的内部，实时记录大脑在我们思考和执行不同任务时的状态，并且不会伤害受检人员的身体。

这项研究的具体目标是了解衰老对大脑的影响。因为就像我们的皮肤、心脏和肺一样，我们的大脑也会慢慢变老。但大脑是如何变老的呢？我们是完全不能阻止老化的进程，还是能够通过某些方式（例如规律的体育锻炼），来改变它老化的速度？在进行了相关的动物实验后，研究人员也产生了这样的猜测：在轮子上跑过步之后，小鼠大脑的衰老速度是否会比那些没有跑步的慢。

这项研究的作者是这样回答这个问题的，他们把 60 岁的受试者分成了两组：第一组受试者在实验开展的一年内，每周定期散步几次（散步组）；第二组受试者和另一组参与活动的频率相同，但是只进行了不会提高他们心率的轻微运动（轻微运动组）。包括散步组和轻微运动组在内的所有受试者，都在实验开始时和一年后接受了 MRI 检测。为了追踪受试者的大脑变化过程，受试者在接受 MRI 检测的同时接受了心理测试。MRI 的结果揭示了大脑的不同部分是如何被激活的，并揭示了颞叶中的区域是如何与枕叶和额叶中的区域协作的，这整个过程看起来是一个复杂的网络。

然而，最有启发性的并不是测试结果本身，而是对两个测试组之间差异的比较研究。散步组的受试者不仅在体型上变得更好了，也获得了更强健的大脑。他们的 MRI 结果显示，脑叶之间，特别是颞叶与额叶、枕叶之间的连接有所增强。

简单来说，大脑各部分之间连接的增强，便意味着整个脑部的功能变得更强大了。体育锻炼（即散步）暂时以一种未知的方式对大脑各部分的连接产生了积极的作用。

将 60 岁受试者的试验结果与年轻人的试验结果进行比较时，似乎只能得出这样的结论：散步组受试者的大脑看起来更年轻。在参与实验的一年内，他们的大脑没有老化的迹象，似乎反而变得更强健了，最显著的变化是额叶和颞叶之间的连接增强了，而这部分实际上是大脑受老化影响最大的区域。能看到这方面的变化，表明大脑的老化进程已经停滞了。

这次实验所达成的结果中，除了可检测到的医学指标上的变化之外，更重要的是它们带来的实际效果。心理测试表明，散步组受试者的一系列的认知功能（统称为执行力或执行功能，其中包括采取主动、计划和控制注意的能力等）都有所提高。简而言之，这一发现意味着，体育锻炼者的大脑能更有效地发挥作用，并且减少甚至逆转大脑衰老所带来的负面效应，使大脑更加有活力。

现在我们停下来，花一点时间来思考你刚刚读过的内容。要是没反应，那就再来一遍。如果以上所述还不足以激励你去锻炼，

你所感受到的每一种感觉，你的每一个想法都会在大脑里留下一丝痕迹，并微妙地改变着你。

那我也没办法了。你知道可以通过跑步来提升耐力，并且会通过力量训练收获更强大的肌肉，但你可能并不知道，体育活动和锻炼也能给你的大脑带来变化——这些变化可以通过现代医学技术测量到，而且对于优化认知功能也极为重要。接下来，我们会更详细地介绍这些变化，但在此之前，我们首先要看看大脑是如何工作的，然后再看看如何使它越来越好地运作。毕竟，大脑的运作是循序渐进的过程。

大脑里的小宇宙

在科学研究中，大脑所表现出的延展性已经超过了我们以往的猜测。你头骨里装着的不是提前经由基因编程的高级计算机——只会按部就班地工作，大脑的运作远比这更复杂。它包含大约 1000 亿个脑细胞。每个脑细胞可以和其他数以万计的脑细胞相连接，这意味着，大脑中可能存在至少 100 万亿个连接。这比宇宙银河系或任意星系中的恒星数量还多 1000 倍。可以说，你的头脑里装着你自己的宇宙。这样的说法听起来有点科幻，但事实就是如此。

老的脑细胞不断死亡，新的脑细胞不断产生。细胞间的连接在需要时被建立，在不需要时被切断。这些连接的强度取决于大脑是如何重新设计其架构的。你可以把大脑看作一个处于不断变化状态的高度复杂的生态系统。在自己的整个生命中，它都在不断变化——不仅在你小时候，你长大后或学习新东西时也是如此。你所感受到的每一种感觉，你的每一个想法都会在大脑里留下一丝痕迹，并微妙地改变着你。大脑的改变是一个持续不断的进程，你今天的大脑和昨天的就不太一样。

起决定作用的既不是细胞的数量，也不是连接的数量

有人认为，脑细胞的数量或大脑的体积决定了大脑功能的优劣。这种说法是不对的。最有说服力的例子莫过于阿尔伯特·爱因斯坦（Albert Einstein），他的大脑和常人的比起来，既不大也不重。爱因斯坦的大脑重 1.22 千克，而男性大脑的平均重量约为 1.35 千克，女性大脑平均比男性的轻 99 克。在很长一段时间内，我相信大脑能力的好坏是由脑细胞之间的连接数量决定的。但这一想法也有不对的地方。两岁儿童的脑细胞之间的连接数量明显比成年人更多。随着孩子的成长，连接的数量便会减少。这个过程被称为修剪（pruning）。据估计，从两岁到青春期，每24 小时就有多达 200 亿个连接在消失。大脑除去了无用的连接，为信号传导腾出了空间。这可以概括为：神经元在协同作战。

但是，如果决定脑力的既不是脑细胞的数量也不是脑细胞之间连接的数量，那又是什么呢？答案是，当我们忙碌（比如骑自行车、阅读一本书或者计划晚餐）时，大脑会应用一种名为功能网络的程序。在你的大脑里，有一个功能网络用来游泳，一个用来骑自行车，还有一个用来写你的签名。基本上，你所做的一切都依赖于这些功能网络。这些网络都是由一系列相互连接的脑细胞构建的。一个完整的网络可以整合来自大脑不同区域的细胞。为了达到大脑的最佳状态（以便你能游泳、骑自行车或签署文件），大脑的不同区域需要协作。

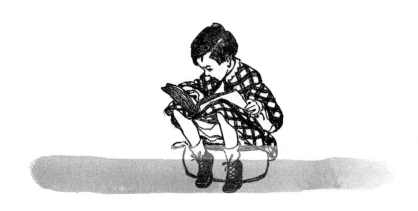

小时候，我们都是语言天才

童年时，脑细胞间连接的消失会对一生造成影响。出生于瑞典的孩子拥有学好日语的所有先决条件，孩子如果在讲日语的环境中成长，就能说出一口标准的日语。对我们大多数人来说，成年时学会说流利且不带口音的日语是不可能的。无论我们做过多少练习，演讲中总会不经意暴露自己的口音。

这就是语言的特点。一旦长大，我们就很难完完全全复制别人的讲话方式，因为我们学习语言的先决条件已经消失了——我们在童年时期从来没听到过这种语言，处理这些声音的脑细胞连接在童年时期开始消失。一旦这些连接关系消失了，相关能力的大门对我们来说也就关闭了。从神经学的角度来说，我们终生都在关闭语言学习的大门。然而在小时候，我们个个都是小语言天才。

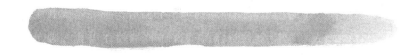

> 通过查看一个人的大脑连接模式，你可以大致了解他的生活。

不断练习，造就更灵活的大脑程序

举个例子，假设你想学习在钢琴上演奏一首简单的曲子。大脑中的许多不同区域必须共同努力才能达成这一点。首先，你需要看琴键。信号通过眼睛从视神经传递到位于枕叶的初级视觉皮层。同时，运动皮层必须协调你的手和手指在琴键上的运动。听觉皮层处理声音信息并将其发送到位于颞叶和顶叶的联合区。信息最终会到达额叶（意识和高级功能的中枢），你会意识到你在弹的是什么，并且可以纠正你弹错的音符。

所有这些活动的核心，只是为了演奏一首简单的钢琴曲！视觉中枢、听觉中枢、运动皮层、顶叶和额叶……所有这些区域都是大脑完成音乐演奏的一部分。你练习得越多，就弹得越好，而这个程序在你的大脑中运行的效率也就越高。开始时，要演奏一首曲子需要很大的努力。在这个过程中，你感到效率低下而且表现得笨拙，往往需要几个完整的大脑区域共同参与任务。这就是为什么你会觉得练琴伴随着精神压力，因为你需要专注于完成这些任务。

随着时间的推移和练习的继续，演奏会变得容易。你一旦付出了足够多的努力，就能在思考不同的事情时发挥出色。大脑在练习演奏的过程中学会了更高效地传递信息：通过网络传递的重复信号加强了连接（由那些齐心协力的神经元构成）。最后，演奏一首曲目所需的努力越来越少，你将能够不费吹灰之力把它演奏出来。

由于演奏曲目的过程激活了大脑不同区域的细胞，因此这些区域需要紧密连接好，程序才能运行良好。我们可以将它与计算机进行类比。在计算机中，所有不同的组件都需要连接才能工作。如果连接不好，即便每个零件都是好的，计算机也无法运行。

因此，大脑运转的效率不取决于脑细胞数量，或者细胞之间连接的多少，而是取决于不同区域（例如额叶和顶叶）是否能密切联系。正如你在本章开始时已经读过的那样，身体活动可以让大脑的不同部分取得更强的联系。这种连接性是让你的大脑得益于体育锻炼的本质，在后文，你将读到更多相关内容。

细胞连接透露了你的生活方式

听起来有点奇怪，大脑的不同区域间似乎都有不同程度的联系。从科学研究的结果看，这可能是认知能力具有个体差异的重要成因。这个特殊的研究领域最近有了一个有意思的发现。

例证来源于一项有数百人参与的复杂试验。试验结果表明，大脑的不同部分连接得较为紧密的人，也同时拥有更多优秀的品质，例如良好的记忆力和专注力、较高的受教育程度以及不滥用成瘾物质。至于那些具有"坏"习惯的人（例如易愤怒、滥用成瘾物质），研究者已经从他们的大脑中观察到了相反的特征——大脑里的相关区域连接得并不好。

许多优秀品质在大脑里留下了印记，而消极的品质似乎也在留下自己的痕迹，这意味着，我们的大脑里有一个"积极—消极的杠杆"，杠杆上的任何一点都可以被当作平衡点，这取决于我们自己的生活方式。进行这项研究的科学家相信，通过查看一个人的大脑连接模式，你可以大致了解他的生活。除了良好的记忆、较高的受教育程度和不滥用成瘾物质之外，还有什么会被当成积极—消极的杠杆上的积极信号？确实有。那就是，好身材。

主观臆断？

你可能会认为这种类型的研究有主观臆断或精英主义的倾向。毕竟，我们是在通过一个积极—消极的杠杆来给人们排座次。我完全理解这种想法，但我也认为，这种想法忽略了一点，那就是，影响我们的大脑连接及我们在积极—消极的杠杆上的位置的并不是我们内在的素质，而是我们的生活方式。通过我们做出的选择，我们可以在更基础的层面上改变大脑的运行模式。所以说，不仅是大脑决定了我们的思想和行为，我们的思想和行为也可以反过来改变我们的大脑。大脑是由我们自己掌控的，而不是反之。从这个角度来看，显然，要改善我们大脑不同部位之间的联系，最重要的可能是定期进行体育锻炼——良好的身体状况会让杠杆倾向于积极的一方。

大脑终生都在发生变化——神经的可塑性

"要是我小时候学过一门乐器就好了，现在学已经太晚了。"我们中的许多人都曾有过类似的想法。的确，大脑在儿童时代的可塑性非常强。从语言到运动，孩子学任何东西看起来都很迅速而自然。但是为什么孩子的大脑能够在如此短的时间内学得如此多，又如此轻松呢？

因为人类的设定即是如此，一个年幼的个体必须尽快学会在世界上存活。在大脑中，细胞不仅能够建立彼此之间的联系，而且能够将已建立好的连接分开（即修剪）。正如你所注意到的，这种机会，一旦错过就不再有。不过，大脑的应变能力（用科学术语来说是神经可塑性），可能是大脑最重要的品质。因为即使大脑的灵活性在成年之后比不上孩童时那么好，其可塑性也不会完全消失。即使是成年人（哪怕是 80 岁的老人）也具有神经可塑性。为了准确了解大脑在成人中的影响和变化，我们去看一看42 岁的美国女性米歇尔·麦克（Michelle Mack）的故事吧。她奇特的人生轨迹改变了我们对人脑真正能力的理解。

只有半个大脑的女人

米歇尔·麦克于 1973 年 11 月出生于弗吉尼亚州。早在她出生几周后，她的父母就注意到有些事情不对劲。米歇尔无法集中注意力，无法正常移动她的四肢，特别是她的右臂和右腿。她的父母多次带她去专家那里检查眼睛，想弄清楚她是否患有脑瘫。但专家们都说不是脑瘫。他们所咨询的神经科医师们都不能通过米歇尔的症状和 X 光片结果判断她得了什么病。在 20 世纪 70 年代早期，我们的现代技术［即 CAT 扫描（Computerized Axial Tomography）和 MRI］仍处于早期不成熟阶段。到了米歇尔 3 岁时，她还不会走路，也几乎不能说话。此时，她的医生建议她再接受一次 X 光检查，因为自她第一次接受 X 光检查以来，医疗诊断技术已经取得了很大的进展。1977 年，米歇尔的 CAT 扫

你的生活方式改变了你的大脑

在基因或环境对我们的影响这一问题上，人们的热情时起时伏，但观点却日益极端、奇特。今天我们当然知道，我们的命运既不是基因决定的，也不是环境决定的，而是两者的结合。我们也知道基因和环境密切相关，例如环境会通过复杂的生物机制影响我们的基因——我们的 DNA（脱氧核糖核酸）。

有几个数字清楚地表明，基因不是组成你的大脑或决定你个人的唯一因素。你拥有大约 2.3 万个基因。你也有大约一千亿个脑细胞，而它们之间又有大约一百万亿个连接。你那 2.3 万个基因不可能控制这一百万亿个连接。原因很简单，大脑太复杂，不能由一个确切的、预先决定的基因程序来掌管。

你的基因为你的脑细胞如何创造和死亡，以及它们之间如何连接和断开奠定了基础。但是，这一切是如何发生的，你养成了哪些性格特征以及你的心理状态将如何受你的生活经历影响，则取决于你生活在什么类型的环境中，也或多或少取决于你的生活方式。

就生活方式而言，这本书的关注点在体育锻炼方面——虽然它不是决定我们大脑发展的唯一外在因素。但研究发现，体育锻炼对大脑功能起着举足轻重的作用，其重要性甚至超越了我们大多数人的理解范围。

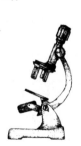

描结果令米歇尔的父母以及她的医生感到十分震惊。米歇尔没有左脑。问题可能发生在她还是个胚胎时。

　　一种可能性是米歇尔在出生前遭受过中风[①]；另一种可能性是她的左颈动脉发生了阻塞，血液无法流向大脑左侧。总之，没有人能够提供明确的答案，但有一点很明确：米歇尔左脑中超过90%的部分都遗失了。

　　人们通常认为大脑的左侧掌管着分析和理性（即数学和语言思维的所在地），而右侧则掌管着艺术和创造性。尽管这样的划分有些绝对，但也不会和事实差得太远。考虑到大脑左侧所承担的一系列任务，米歇尔的许多症状突然有了解释。她无法正常说话可能因为她大脑缺失了管理语言的部分。而且由于大脑的左侧也负责身体右侧的移动（反之亦然），所以毫无疑问，她的右手和右腿移动起来都会有困难。

　　然而，最让人感到惊奇的，不是米歇尔在出生后第一年的表现，而是后来发生的一切。在接下来的人生里，她以医生没有想到的速度，成功地掌握了她先天所缺乏的能力。她学会了走路、说话、阅读……而且水平和普通人差不多，只是学得比同龄人稍微慢一点。

　　如今，米歇尔在许多方面过着和普通人一样的生活，甚至在她的教区做着一份兼职工作。即使没有具备相应功能的大脑区域，米歇尔对单词的掌握能力也接近正常水平了。虽然她的右臂和右腿活动能力有限，但她可以照常行走。

　　测试表明，米歇尔在抽象思维方面存在一些困难，但她被赋

---

① 中风后，脑细胞缺血且死亡，无法形成完整的大脑半球。——译者注

予了对细节的非凡记忆力。由此她拥有一项特异功能：她可以立即回答出任意一天是星期几。例如，如果米歇尔被问到 2010 年 3 月 18 日是星期几，她可以几乎不假思索地答出"星期四"。

米歇尔的右脑接管了原本应该由她缺失的左脑处理的任务。曾经有研究表明，少部分的脑组织缺失的确可以被其他的部分弥补，但很少有人能完成如此大范围的大脑重构，以至于让剩下的一个大脑半球弥补了失去的另一个半球。米歇尔的脑细胞连接在脑组织里随处可见，让她的大脑右半部分看起来有些拥挤。米歇尔在视觉空间定位方面存在问题（即判断距离和空间定向的能力）。视觉空间定位的中枢通常存在于右脑（即米歇尔完好无损的部分），所以人们觉得，由于米歇尔的大脑右侧需要同时承担属于左脑和右脑的双重任务，使得容量有限的右脑无法圆满完成全部任务。

米歇尔具有记忆日期的特殊能力可能并非偶然。我们大脑的两个半球以一种叫"詹代保护"①（Jante's Shield，即整体优于突出的个体）的形式相互作用。大脑的一个半球不会只弥补另一个半球的功能，也可能抑制对方。这样的抑制功能会防止某一区域变得太强大，以免脑部的各个区域失去平衡。这也说明了为什么我们大多数人都能拥有一套完整的生存技能，不是只擅长某些领域，而在其他领域表现得很差。如果大脑的两个半球之间无法沟通，脑部各区域的平衡也可能会丧失，有些能力会变得异常，这往往会危害他人。

---

① 是斯堪的纳维亚一个社群中对个人的一种看法，其特点是否定个人的成就。——译者注

行走的谷歌

美国人金·匹克（Kim Peek）是电影《雨人》（*Rain Man*）中达斯汀·霍夫曼（Dustin Hoffman）所扮演的雷蒙·巴比特（Raymond Babbitt）这一角色的原型。匹克的胼胝体（callosum，一种神经纤维束）在出生时受到了损伤。胼胝体是大脑的一部分，它连接了大脑的左右半球。胼胝体的损伤会引起大脑左右半球的沟通错误。匹克4岁才学会走路。医生认为他有严重的精神疾病，并建议送他去精神病院。

但就像米歇尔的例子一样，匹克以人们无法预见的方式成长了起来。

大约5岁时，匹克学会了阅读，每当他读完一本书时，他都会把书的封面朝下放好。他的父母惊讶地看到家里很快就堆满了封面朝下放置的书本。那时，匹克就对书中的细节展现出了令人难以置信的记忆能力——他可能展现了人类有史以来最好的记忆力。他可以同时阅读一本书的左右两页——左页用左眼，右页用右眼。他每10秒就能读完一页，1个小时便可读完整本书。他最喜欢的消遣方式是去公共图书馆，在那里，他每天会读8本书。

他能记住读过的约1.2万本书中的所有内容。他的脑海中拥有难以计数的各类信息，从莎士比亚到英国王室，再到完整的美国邮政编码列表。如果有人能被称为"行走的谷歌"，那毫无疑问是金·匹克。

与米歇尔·麦克一样，匹克也可以立即说出前后数十年中任意一天是星期几。人们经常走到匹克面前，告诉他自己的出生日期，问他自己是星期几出生的。他不仅能立刻给出正确的答案——"你出生在星期天"，还可以补充说，"你这星期五就满80岁了"。

金·匹克的能力是如此独特，他被称为"金电脑"和"超级怪人"。但对他来说，生活不是一件简单的事。他在社交场合不知道怎么说话，而且几乎不会自己穿衣服。他尽管有着非凡的记忆，智力测试结果却低于正常水平。每当神经学家要求对他进行科学研究时，匹克总是非常配合，并且自愿奉献自己的时间。他的独特案例为解读人类记忆提供了重要线索。目前的研究结果表明，匹克的非凡记忆力是他的大脑两个半球间缺乏沟通、各区域之间无法彼此平衡的结果。

大脑的程序可以被重置

金·匹克和米歇尔·麦克的经历，既有相似之处，也有不同之处。米歇尔的情况是，大脑各区域间的联系依然存在。不过，她缺失了一半大脑。这种类型的缺失和匹克那样的大脑两半球之间的无联系具有相同的效果，使得某些能力无法被抑制，产生了超群的功能。

金·匹克和米歇尔·麦克也许是神经可塑性的最好例子——他们的大脑具有极好的重组能力，而且大脑的结构和运行模式也是可以改变的。这种可塑性不仅存在于米歇尔·麦克和金·匹克的大脑里，还存在于你和我的大脑里。

但是为什么要在这本关于运动和体育锻炼对大脑影响的书中花费这么多时间来讲述这个故事呢？原因很简单：因为不是每个人都知道大脑存在可塑性，所以我要让人们都知道这一点。接下来的问题是，是什么改变了大脑？这就关系到我们要讲述的有关体育活动和锻炼的话题了。

大脑像可塑的陶土，而不是烧制成型的瓷器

神经可塑性的研究表明，能使大脑发生变化的因素比较少，而身体活动是其中之一。研究也发现，不需要太长时间（短短二三十分钟）的运动量便足以影响神经的可塑性。

涉及将身体活动转换为可塑大脑的物质中，有一种叫作 γ - 氨基丁酸（GABA）的氨基酸。GABA 就像大脑的刹车系统，能抑制大脑的活动，确保脑部组织不产生任何变化。但是 GABA 的影响力会在你运动时衰退，因为锻炼可以消除 GABA 的抑制功能，从而使大脑变得更加灵活，更容易进行自我重组。如果把大脑比作可塑的陶土，而不是烧制成型的瓷器，那么对 GABA 活性的抑制可以让陶土变得更加柔软、更具可塑性。

锻炼者的大脑会变得跟小孩的一样，GABA 则参与了这一转变。

希望你现在已经意识到我们的大脑具有多么强大的可塑性，而体育活动和锻炼在大脑的变化中扮演着重要角色，是因为它们可以修改并且流水化我们的大脑程序。体育活动会在很多方面产生效果，现在让我们把目光放到这些相关的方面，尤其是运动对心理健康的影响上。下一章，我们将从困扰当今许多人的心理问题开始说起：紧张和焦虑。

我们只用了 10% 的大脑吗?

有的理论称，我们一生只用了自己 10% 的大脑，现在是摒弃这种神话传说的时候了。当然，当你读本段的最后一句时，或许确实"只用了 10% 的大脑"。例如当你骑自行车时，只有 10% 的大脑在被使用也不是不可能的（尽管和阅读时使用的那 10% 不一定是同一部分）。实际上，我们确实利用了整个大脑，只是不同的时间，工作的部分不同。至于哪部分在工作，则取决于我们具体在做的事情。

今天我们知道，电传导和葡萄糖及氧气（大脑的主要燃料）的消耗在大脑里持续进行。这意味着大脑总是醒着的，没有一个健康的区域会一直闲置着。大脑永远不会让它 90% 的部分处于休眠状态。想要了解我们的大脑在调动不同区域的超凡能力，只需回想一下米歇尔·麦克——她的大脑能立刻调动任何原本处于休眠状态的区域。

考虑到大脑的能量消耗，"使用了 10%"显然也是一个神话。大脑的活动吞噬了大量的能量——约占整个身体所需能量的 20%，而大脑只占我们身体总重量的 2%。这意味着，在质量相同的情况下，大脑组织的能量消耗是身体其他部分的 10 倍。从进化的角度来看，这样能耗大的器官不适宜太大，也没有必要增大。大脑的增大会消耗更多的食物，因此人们需要花费更多时间和精力来寻找食物。如果大脑的确有 90% 的部分都不活跃，那么在寻找食物上多花时间和精力就是不划算的，大脑的增大也成了滥用资源。

与其他物种相比，很显然，这种浪费在自然选择的道路上不会长久存在。

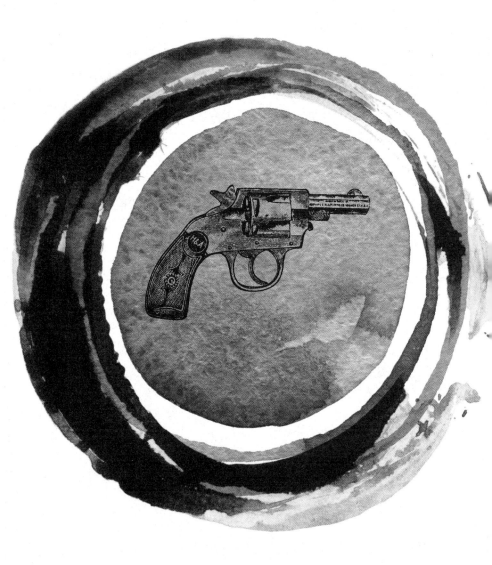

第 2 章　从压力旁边跑开

每当我们感到压力大时，我们的大脑就在释放应激激素。如果这种感觉持续数月甚至数年，那些激素就会破坏我们的健康，并把我们变成神经衰弱的废人。

——丹尼尔·戈尔曼（Daniel Goleman）

"每天早晨睁开眼睛时，我就开始感受到压力了。其实它比那来得更早一点，因为实际上是压力把我弄醒的。这感觉就像在一周 7 天、每天 24 小时内，我的大脑都在高速运转。我花了一整天的时间思考该怎么缓解压力，到了晚上，这种情绪依旧困扰着我，却没有任何真正的原因。

"我的生活节奏很快，我很喜欢自己的商务律师工作，但我希望能少花些时间在工作上。除了工作，我还有很多别的事情。我有两个年纪不大的小孩，所以我总是心怀内疚，因为我从来都不能按时去托儿所接他们，更别说其他需要计划的事情了。有时候，生活像是一串按部就班的流程。即使有很多家庭和工作上的事情，我其实也有时间去完成——前提是我没有压力。压力阻止了我完成计划中的事情，而且阻止得很彻底。

"最近我的压力越来越大了，要么就是我处理压力的能力下降了。我的记性越来越差，我也变得越来越没脑子。我把笔记本电脑忘在了吃午餐的餐厅里。而且直到回到办公室后，我才意识到没把它带回来。好在它还在原地。这种事情原来从来没有发生过。

"有一天，我正搭乘一辆挤满人的公交车。我突然间感到焦虑，呼吸困难，甚至惊慌失措。我最终决定提前几站下车，徒步走完剩下的路程。这种事情原来从来没有发生过。"

我在心理诊所遇到了这个 37 岁的男人，他将最近一些感觉告诉了我。虽然说谎是可耻的，而且他一开始试图淡化自己的症状，但他最终能变得坦诚了。这几年来，他的压力随着时间的推移而不断加重。他很难入睡，而且极易发怒。他一直在隐藏自己对四周的极度不满。这个已婚男人有两个孩子，一份不错的工作，还有一个大房子……还有什么可不满意的吗？他具备了成功人士的所有特征。但是，有些事不太对劲。

经过近一个小时的交谈之后，我向他解释，看起来他在很长一段时间内承受了很大的压力，而且他的症状（记忆力下降、睡眠困难和恐慌）的根源很可能就是这些压力。他可以考虑服用抗抑郁药，但他不想吃药，并问是否有其他治疗方案。我回应他，聊天通常能缓解症状，同时，他应该开始锻炼身体，比如跑步。他觉得这听起来很奇怪。"吃药和诊疗是一回事，但跑步算什么？对缓解压力有什么帮助？"

可以肯定地说，他不是个例。根据美国心理学协会的统计，72% 的美国成年人经常要面对巨大的压力，42% 的人会因此失眠。就像我这位 37 岁的病人一样，他们中的大多数人都知道，吃药和诊疗是两种应对方法。像他一样，许多人不知道，也许最有效的治疗方法就是本书关注的内容：锻炼身体。事实上，体育活动和锻炼已经在治疗和预防压力方面展示出了出人意料的效果。现在我将解释为什么会出现这种结果，以及你该如何继续，逐渐摆脱紧张和焦虑。

压力的作用

在开始着手应对压力时，一个比较好的做法是，了解压力是什么，以及它实现了哪些功能。在你的身体里，有一个叫作 HPA 轴的东西。它位于大脑深处一个被称为下丘脑（hypothalamus，即 HPA 中的 H）的地方。当大脑侦测到一些它认为对自己存在威胁的东西（例如有人向你吼叫）时，下丘脑就会向大脑中的垂体（pituitary，即 HPA 中的 P）发出信号。垂体收到信号后，会将一种激素发射入你的血液并传送至你的肾上腺（adrenal，即 HPA 中的 A）。然后肾上腺会释放皮质醇（应激激素），后者使得心脏跳动得更快、更有力。这一切发生得非常快——从你看到吼叫的人，到血液中皮质醇水平提高、心率加快只需要 1 秒左右。

设想你站在一大群同事面前，马上要报告你长期以来的辛勤劳动成果。你感觉自己的心跳加快了，即使刚刚喝了一杯水，也觉得口干。你在猜测，是否有人注意到你的手在轻微颤抖，手上的演讲稿也在摇晃。此时在你的体内，HPA 轴已经开始加速运转，血液中的皮质醇水平正在上升。你的身体把这次报告解读成了一次危险，虽然在现实中，你的同事不会威胁到你的生命。这是你强大的身体在数百万年内不断进化的结果。它现在已经成了决定你"战斗还是逃跑"的关键，即使在上面的场景中，"战斗"意味着好好报告，而不是抵挡来自同事们的物理攻击。然而，从纯粹的生物学角度来看，毫无疑问，你的身体正在备战。

皮质醇水平的上升使得身体和大脑处于高度警戒状态。当你准备好为生活而战抑或打算溜之大吉时，肌肉都需要更多的血液，所以你的心脏会跳得更快、更有力（即心率加快）。与此同时，你的大脑变得专注而敏感，以便观察到周围环境里最微小的变化。比如即使听众小声咳嗽了一下，你也会以闪电般的速度对声音做出反应。

所以，压力实现了一种功能。它使你思路更清晰、注意力更专注。这样虽好，但对某些人来说，身体的反应可能会变得过于激烈。他们非但没有变得更专注，反而很难保持思路清晰。他们因感觉失去自控而极度焦虑。对他们来说，HPA轴的功能似乎有些失控。

杏仁核——压力的触发点

但是，让我们稍微回顾一下，看看压力真正开始的地方。你同事对你所构成的"威胁警告"并不是来自HPA轴，而是它的发动机——杏仁核。杏仁核是大脑里如杏仁一样大的一部分，位于颞叶深处。你的大脑里有两个杏仁核，一个半球一个。杏仁核在进化的过程中被保留了下来，同时，它也是我们与许多哺乳动物共同的特征。它会被保留下来，是因为它对包括我们人类在内的很多物种的生存非常关键。杏仁核没有什么突出的性能。如果说有哪样东西能增加你的生存机会，那便是一个能在危急关头叫你赶快逃跑的报警系统。杏仁核就是这样一种报警系统。

杏仁核在激活应激生物系统中表现出了独特的作用。这不仅因为杏仁核能触发应激功能，还因为杏仁核可以被应激所触发。这样说听起来很复杂？实际的过程是这样的：杏仁核接收到了危险的信号，皮质醇水平因而升高，这反过来进一步刺激了杏仁核。压力在恶性循环中滋生。

如果杏仁核决定无限制加速 HPA 轴的运转，你迟早会遭遇一场全面的恐慌。除了感到极其不愉快之外，惊恐发作从来都不是好事，因为受折磨的人往往会产生不合理的行为。对于我们的祖先来说，当他们在非洲大草原上与可怕的动物面对面时，恐慌并不代表生存机会的增加。然而能增加他们生存机会的是，在面对迫在眉睫的危险时，保持头脑冷静和思路清晰。

人类的身体里有几个内置的刹车踏板，可以缓解应激反应，防止过度应激和惊恐发作。其中一个刹车踏板就是海马，它虽然与记忆中心有关，不仅能创造记忆，还具有刹车的功能，所以我们不会有过度的情绪反应。海马可以制约应激反应，它就像一颗秤砣，可以平衡杏仁核触发的压力。这样的制约作用是持续的，而不是仅能在紧张的情况下起作用。杏仁核和海马之间总有一种平衡，会把对方朝相反的方向拉。也就是说，杏仁核踩油门，而海马踩刹车。

焦虑消退

现在，让我们再次回到你的报告。报告已经结束了，你可以喘一口气了。看上去，你的同事并没有注意到你的紧张。似乎没有人能意识到，你的内心刚经历了一场混乱的暴风雨。

你的应激反应开始减弱。你的身体和大脑放松了警惕，因为周围看起来已不再有任何威胁了。杏仁核的活动慢了下来，皮质醇水平也在下降。你的身体放下武器并退出了战斗。你感觉自己平静了下来。

皮质醇水平会紧随外界刺激的消退下降，这一点很重要。皮质醇的激增在紧张的情况下非常有用（你需要额外的能量来战斗或逃跑），但是皮质醇在长时间内保持高浓度对你来说并不好。太多的应激激素对海马中的脑细胞来说可能是有毒的，因为这些细胞会因接触太多皮质醇而死亡。人们认为，随着时间的推移（这里暂且谈论数月和数年的时间），皮质醇过量会导致海马体积缩小。

说得好听些，这不是个好兆头，因为它可能导致记忆问题。毕竟，海马是大脑的记忆中心，许多长时间经历剧烈应激反应的人（就像本章开头的患者一样），也面临着短时记忆的退化。一些长期处于高度压力下的人在说话时难以找到合适的词汇，而另一些人则容易忘记地点。后者发生的可能性更大，因为海马也会参与空间导航。

压力催生压力

比健忘还糟糕的是，海马的萎缩会使制约应激反应的能力变弱。如果杏仁核（我们的应激油门踏板）超时工作，那么海马的"应激刹车片"会被磨损。当海马弱到不能再限制杏仁核的作用时，应激反应就会开始自生自灭。油门踏板杏仁核选择加速，但是刹车片海马，萎缩到几乎无法减慢杏仁核的程度。这个时候，我们陷入了一个恶性循环，我们接收到的刺激会在体内造成更多的刺激。这正是在有压力时或慢性受压状态下可能发生的情况。最终的结局可能是大脑崩溃。检查高度紧张或焦虑的人的大脑，我们会发现他们的海马尺寸比平均值稍小，这可能是皮质醇渐渐侵蚀造成的。

好的体格抗压性更强

如果你想更好地处理压力，尝试降低皮质醇对大脑的影响无疑是一个好主意。由此，我们进入了体育锻炼这一主题。如果你去跑步、骑自行车，或者以其他方式活动，皮质醇的水平将在活动期间有所提升。这是因为，体力消耗对于身体来说是一种压力：你的肌肉需要更多的能量和氧气才能正常工作，所以你的心脏会跳得更快、更有力，以增加血流量。心率和血压就会升高。皮质醇的这种影响不仅是正常的，还对你的表现有重要意义。在训练结束后，你的身体并不需要应激反应了，因此皮质醇水平会下降，降到你开始跑步之前的水平。如果你有规律地跑步，你的皮质醇在跑步中增加的幅度会越来越少，减少的幅度会越来越大。

现在说一个有趣的信息：如果坚持锻炼，即使你感受到了与身体活动无关的压力，在应激反应中，你的皮质醇水平也会变得越来越低。你身体的应激反应（无论是锻炼还是工作带来的），都会因体育锻炼而改善。简而言之，锻炼教会了身体不要反应过度。

通常，这样的改变是不会有坏处的。你也许已经注意到（我自己也深有体会），在高强度的锻炼期间，我们对压力的敏感度较低。比如，你度过了一个高负荷、繁忙的工作日，但当你回想起来时，你会发现自己几乎感觉不到任何压力了。这常常不能简单地用"因为锻炼，我整体感觉好了一点"来解释，实际上是锻炼增强了你的身体对压力的耐受性。

你身体的应激反应会因体育锻炼而改善。简而言之，锻炼教会了身体不要反应过度。

练习安抚应激反应

蒙特利尔脑成像应激任务（MIST）阐释了我们面对压力时会做出的反应。这是一种由计算机生成的测试，要求受试者在有限的时间内，对着显示器进行心算并将答案标记出来。受试者提交答案之后，无论对错，计算机都会立即给出结果。

在测试之前，受试者被告知，以往的受试者平均能答对80% ~ 90%的问题。测试开始时，无论受试者选的是对还是错，计算机只会将20% ~ 45%的答案显示为回答正确。于是，受试者的得分远低于被告知的平均水平。在一般人看来，这样的实验有些残忍，但实验就是这么设计的。因为受到打击而中途退出的受试者并不少见。

压力能使血压升高，并增加应激激素皮质醇的浓度，然而这本应在锻炼后出现。换句话说，这是MIST测试实际上想测试的东西，而不是受试者的心算能力。那么，为什么我要向你讲述这个烦人的测试呢？因为它揭示了体育运动对应激的惊人影响。科学家要求一组健康的受试者在参加测试前骑30分钟自行车，而另一组则在不提高心率的前提下进行较为温和的运动。结果表明，骑车的受试者的皮质醇水平较低，因为他们的身体没有像其他人的身体那样产生强烈的应激反应。无论受试者身体是否健康，状况如何，测试的结果都表明，体育锻炼可以平息应激反应。

还有现象指出，骑车的受试者的海马（大脑中对应激反应起制动作用的部分）活动水平较高。整个 HPA 轴的活动更加柔和。这说明了一个事实，锻炼和体能训练对于海马来说是真正的礼物。用一句话总结便是，似乎没有什么比锻炼更有利于海马的了。正如你将在"跑出好记性"一章中读到的，如果你经常进行体育锻炼，海马会生产新的脑细胞。

让高级认知掐死焦虑之花的花骨朵

所以，海马就像应激反应的制动器，且制动功能可以通过体能训练得到加强。但海马不是你脑中唯一的制动系统。位于额头后面的额叶也可以抑制应激反应。额叶，尤其是其前端（正面）被称为前额叶皮层的部分，是较高级的认知功能所在之处。对冲动的查看和抑制，以及进行抽象思维的能力都起源于这里。在应激过程中，前额叶在保护你免受过度情绪反应侵袭和控制非理性行为方面都发挥着核心作用。

乘坐飞机遇到乱流时，你脑海里可能闪现"天啊，我们要坠机了！"的念头。这是杏仁核以迅雷不及掩耳之势让你的身体处于红色警戒状态（战斗或逃跑的思维状态）的体现，你会表现出一阵焦虑，甚至是恐慌。额叶用逻辑冷却了这些感觉："这只是一个气流，我曾经也遇到过，那时我们没有坠机，现在又怎么会坠机呢？"

杏仁核和额叶之间持续地拔河，这不仅出现在应激阶段。就像杏仁核和海马之间有一个平衡，杏仁核和额叶之间也有一个平衡，这个平衡可能因人而异。

一些人比别人更容易焦虑的原因，很可能是他们的杏仁核会在平安无事时发送恐惧信号，而额叶无法抵挡和抑制这种习惯。

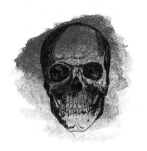

皮质醇，"死亡激素"

皮质醇有时被称为"死亡激素"，因为血液中浓度过高的皮质醇，会对海马和其他几个部位造成损伤。这个说法听起来吓人，但破坏大脑并造成脑组织损伤并不是皮质醇唯一的作用。皮质醇有很多重要的任务。问题在于，我们皮质醇的进化程度，还不足以对抗当今的高压生活方式。

在人类进化初期所处的环境——非洲大草原中，应激的过程非常快。面对突然到来的威胁，我们的祖先可以选择继续进攻或是逃跑。他们并不会一天又一天地待在想要吃掉他们的动物面前。在这种情况下，皮质醇是一种动员力量，使我们有能力迅速做出反应。

但是今天，我们大多数人不必担心会被吃掉或被扑杀。然而，截止日期、待付账单和维修房子带来的压力并不是短期的，是持续的。当你在担心日益上涨的贷款利息，找不到合适的时间去托儿所接孩子时，同样的应激反应就会被激活，你则好像站在了饥饿的狮子面前一样，只不过你面对狮子的反应会更加激烈一些。你会逃跑或被它吃掉——这样压力就消失了。虽说你的贷款并不会真的杀死你，但它会持续产生高水平的皮质醇，最终可能摧毁你的大脑。

因此，这些人往往会看到各处潜在的危险和灾难，并沉浸在无尽的压力和不祥的预感中。

压力让大脑萎缩

压力不仅会使海马缩小，似乎对额叶也具有相同的作用。的确，容易焦虑的人，额叶的部分通常比较小。这听起来像是对易焦虑者的一种歧视！压力持续的时间越长，大脑的消耗就越大，制动器的功能就越糟糕。那些长期受压力困扰的人最需要海马和额叶，而在他们身上，这两者都不能以最佳状态工作。

每当杏仁核发出警报，并且额叶无法维持平衡时，我们就开始对微不足道的东西反应过度了。"我今天早上朝老板打招呼时，他回答得很简单。也许是因为他不喜欢我。我一定是做错了什么，我这么没用，可能很快就会被解雇。"如果这时候额叶正常地介入，人就可能更清楚地评估这种情况："我老板今天心情可能有些不好，但谁没有心情不好的时候呢？也许他只是昨天晚上没睡好而已。"

当额叶变得更活跃时，我们似乎会变得更平静，压力更小，并且更容易抵挡杏仁核产生的焦虑。通过用磁场刺激额叶来促进额叶的活动，以缓解整个应激反应的尝试似乎是可行的。

换句话说，如果你想减轻压力，增强额叶（这个大脑中负责"思考"的部分）是至关重要的。由于本书关注的是运动对大脑的影响，所以你现在应该已经知道，体育锻炼能增强额叶和海马的功能。当你锻炼时，额叶和海马是大脑中获益最多的两个区域。

运动对额叶有什么影响？

运动如何使额叶变强？答案是，有很多途径！当你运动时，大脑的供血量会增加，额叶获得了更多新鲜血液，所以工作起来会更有效。再过一段时间，额叶会产生新的血管，改善血液和氧气的供应，同时去除更多的代谢废物。

增加供血量和制造新血管仅仅是个开始。如今，我们已经知道，规律的体育活动会让额叶和杏仁核之间建立更紧密的连接，从而使额叶更有效地控制杏仁核——就像老师亲自站在教室里（而不是在外面遥控监督），能更好地维护班级秩序一样。

不仅如此，坚持有规律地锻炼，额叶也出现了长期的生长趋势，这一发现令相关研究领域的许多人感到惊讶。这是一个被证实的发现，而不仅是一个科学假设。研究人员让健康成年人散步一小时，其间定时测量额叶大小。结果表明，大脑最外面的一层，即大脑皮层，似乎在这段时间内获得了成长。这真令人难以置信——简单地散散步，我们的额叶就变大了！

每个人都知道，锻炼会让肌肉增大，但你可能并不知道，锻炼也会使大脑中比较高级的区域（即把我们人类与其他动物区分开的区域）得到进一步发展。然而，这有一个前提条件：你必须坚持锻炼，不断运动，永不放弃！额叶不会在一夜之间就学会好好地控制杏仁核——它可能需要几个月的时间。即使身体活动能够立刻缓解压力，我们仍然有更多理由持之以恒地进行体育锻炼。

不坚持锻炼几个月，你就不会感受到锻炼所产生的健康效益和更强的抗压能力。但是你能在很多方面看到变化，因为大脑对应激的冷处理并不只是"更善于对抗压力了"那么简单。研究还表明，当大脑应激反应区（HPA轴）的活动降低时，一个人的自信就会得到提升。自信是一种与紧张和焦虑等因素有关的特征。

吃药过于有效？

一些治疗紧张和焦虑的药物可以迅速缓解症状。你可能听过其中一些药的名字：地西泮、奥沙西泮、阿普唑仑。这些药物的问题并不是效果不好，毕竟它们进入人体后能很快消除紧张和焦虑的感觉。

大脑缓解应激的过程是循序渐进的，这样也就解释了为什么药物化解焦虑、产生冷静状态的起效速度对大脑来说非常诱人。服药的风险是，一旦尝试过一次，下次你的大脑就会吵着要这些药物。除此之外，大脑适应得很快，所以经过短暂的治疗后，脑内化学物质可能产生变化，那些最初起缓解作用的物质已经不够用了。你需要增加药物的剂量才能达到相同的效果，此时就有上瘾的风险了。

除了上述药物，还有另一种物质在去除紧张和焦虑感上有奇效，并且具有产生依赖性的风险。这种物质就是酒精。酒精可以迅速降低应激反应。事实上，在缓解紧张和焦虑的效果上能与酒精匹敌的物质很少。任何借酒消愁过的人都知道我在说什么——喝几分钟酒，所有担忧和焦虑就都消失了。

不过，鉴于酒精和抗焦虑药物具有类似的作用，许多抗焦虑药在患者身上会出现类似醉酒的"干醉"[①]（dry drunk）综合征。

[①]　是指一些酗酒者虽然不再喝酒了，但仍保持着酗酒者的行为模式，即仍有未解决的心理和情绪问题。——编者注

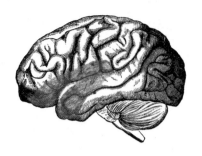

解析紧张

　　额叶和扁桃体之间由神经通路连接。当今科学界认为，传递信息的途径越优质，额叶对杏仁核的抑制作用就越强，从而能有效抑制紧张和焦虑的感觉。

　　我们可以从解剖学的角度看看紧张和焦虑情绪的神经通路，以及理性思维大脑和爬行动物脑①的物理耦合。紧张和焦虑的严重程度似乎与这些通路的粗细有关。粗的神经通路在大脑不同区域之间传输信号的效果更好，同时也意味着额叶对杏仁核的控制更加有效。现代医疗技术使我们能够实际测量神经通路的粗细。杏仁核和额叶之间最重要的通路之一被称为钩束（UF），其厚度为4、5厘米。科学家已经证实，广泛性焦虑障碍（GAD）患者的UF通路在传输信号方面效率低下。这很可能意味着他们的额叶对杏仁核的制动能力较弱，于是导致了焦虑和紧张的发生。

------

① 爬行动物脑是"三个大脑"中的一部分。"三个大脑"假说是保罗·麦克里恩于20世纪60年代提出的理论。此理论根据在进化史上出现的先后顺序，将人类大脑分成"爬行动物脑"（reptilian brain）"古哺乳动物脑"（paleomammalian brain）和"新哺乳动物脑"（neomammalian brain）三大部分。其中，"爬行动物脑"主要由脑干、小脑和基底核构成。它控制较为基本的生命功能，例如呼吸和心跳。——译者注

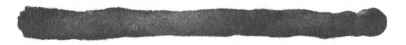

酒精和抗焦虑药物的共性源于他们在大脑中共同的作用靶点——GABA。

你的压力灭火器

GABA 是一种氨基酸，其目的是使大脑冷静下来，像灭火器一样浇灭脑细胞的活动。一旦大脑的活动平静下来，紧张感就消失了。因此，GABA 活化可以快速有效地缓解紧张情绪，就好像喝了酒或服了抗焦虑药一样。

GABA 最酷的地方在于它不仅能由酒精和药物激活，也可以由活动（即体育锻炼）激活。走路会产生一定的激活效果，但最好的激活效果来自跑步或骑自行车。如今我们已经知道，持续的体力消耗会增强 GABA 的活性，这种现象在大脑皮层下方很常见，很多的紧张情绪也来自这里。GABA 活性增强的同时也意味着体育锻炼袭击了紧张情绪的巢穴。

"保姆神经元"

GABA 可能造成了体育训练对大脑影响的悖论。正如你将在第 5 章"跑出好记性"中读到的那样，锻炼会让大脑产生新的脑细胞，而新的脑细胞就像新生命（即小孩）一样活跃。然而，让一个 3 岁的孩子安静坐好几乎是不可能的。对于新的脑细胞来说也是如此，它们总是处于活跃的状态，并且喜欢在没有提示的情况下，向其他细胞发送信号。他们想怎么样就怎么样。这听起来可能还挺可爱的，但从应激的角度来看则是坏消息，过度活跃的脑细胞容易产生焦虑感。经历过多次紧张和焦虑的人都可能更喜欢冷静的脑细胞，因为这些脑细胞不会随意开火。

值得注意的是，虽然体育训练会导致新的、极度活跃的细胞形成，并由此产生更多紧张和焦虑的情绪，但你反而会变得冷静。这可能是因为，运动所产生的新细胞主要是 GABA 细胞，与容易失控的脑细胞相比，GABA 细胞有助于抑制新生细胞的过度活跃。

在科普文章中，这些 GABA 细胞有时被称为保姆神经元，这说明它们的作用是让其他年轻的脑细胞平静下来。这些保姆神经元对环境的舒缓作用导致整个大脑安定了下来。通过锻炼，你可以制造更多的保姆神经元来有效地抑制大脑中的活动，从而抑制紧张的程度。你可能会好奇"这些保姆神经元从哪里来"。动物试验表明，它们主要在海马附近形成，这对调节情绪和抑制焦虑都非常重要。尽管这样，运动也更着眼于压力和焦虑的核心。

你的肌肉是一个应激处理工厂

通过改造老鼠的部分基因，科学家们使它们生来具有比一般老鼠更加发达的肌肉，并且不太会产生应激反应。科学家试图用明亮的灯光和强大的噪音让转基因老鼠产生恐惧，可每次都以失败告终——这些老鼠的神经就像钢铁做的一样。肌肉中有阻止小鼠产生应激反应的物质吗？是的，肌肉能中和一种由应激产生的，叫作犬尿氨酸（kynurenine）的代谢物。

应激代谢物犬尿氨酸可能对大脑有害，但在肌肉的帮助下，它会被中和，从而被挡在大脑外面。这很可能有助于老鼠们抵抗刺激带来的应激反应。人类肌肉组织中也存在中和应激代谢物的机制。这提示我们，肌肉能够像废物处理工厂一样，移除具破坏

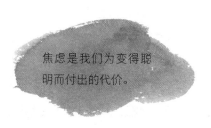

焦虑是我们为变得聪明而付出的代价。

我们为什么会担心？

我们身体内在的紧张和焦虑机制增加了我们的生存概率。在当今发达的社会里，生活和生存比以往任何时候都更容易。我们大多数人不必担心遇到危险、缺乏食物或露宿荒野，但矛盾的是，我们仍然要经历如此高强度的紧张和焦虑。我们理应每天都悠然自得，过得平静而安详。为什么事实不是这样的呢？

你可以从我们的过去中找到答案。首先，在非洲大草原上画出两组人类祖先。一群人时刻都感到满足、放松，即使划伤了脚趾缝，也感觉一切都会好起来的。"明天怎么办，明天怎么办"，另一组人时刻会感到不满和担心，"我们的食物够吗？如果天气变坏了，我们可能抓不到更多的斑马或羚羊了。我们出去打猎吧，这样能放心点。"

你认为哪一组人能活得更长？我肯定会把我的赌注放在焦虑那一组上。我们经历的焦虑和紧张实际上促使我们做了很多规划未来的工作，并增加了我们的生存概率。我们感受到的紧张和焦虑并不是自然界的恶作剧，而是一个对我们的祖先有好处的生存机制。这种机制并不适合今天的生活，但不管我们喜欢与否，它仍然存在。这也解释了为什么体育锻炼有利于对抗紧张和焦虑：白天锻炼身体，就和我们的祖先寻找食物或逃避危险（换句话说，为了生存做一些事情）一样。所以当我们在跑步机上跑步时，大脑就将这理解为一种增加我们生存概率的活动，这反过来缓解了我们的压力和焦虑。

一个更具哲学意味的说法是，焦虑是智慧带来的。有能力规划未来，并思考未来的走向，能使我们提前考虑我们希望以后能避免的事情。这就是人类的独特品质。如果我们开始关注下周工作中可能发生的事情，即使它们不会构成真正的威胁，也足以使我们感到压力。拥有预测危险的能力也意味着我们可以计划如何避免它，并在它变成既定事实之前开始担心它。焦虑是我们为变得聪明而付出的代价。

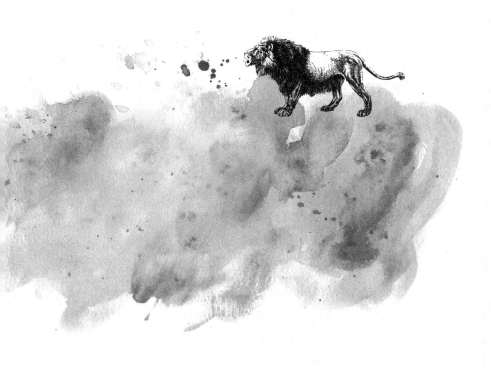

性的压力触发点。就像肝脏通过去除有毒物质来净化血液一样，肌肉也能保护大脑。

如果肌肉可以中和重要的应激物质，那么我们也能很容易推断出，通过训练肌肉，自己可以更好地处理外界的压力。虽然不少人指出，这些转基因老鼠似乎对外界刺激有所抵触，而且类似的影响对人类来说有多大，我们也还没有确切的答案。

力量训练也有助于抗压

转基因老鼠的实验更加令人兴奋的一个原因在于，它是首次展示出了力量训练在对抗压力中的效果的实例之一。在通常情况下，科学家们会将注意力放在有氧训练之上，但在这个实验里，所有的测试都围绕着肌肉的抗压潜力进行。那么，我们能得出这样的结论：我们应该依靠力量训练来保护自己免受外界压力的伤害吗？不，绝对不是。即使这么想没什么错，但你最好交替进行各种类型的体育活动，包括力量训练和心肺训练。

处理好各方面的烦恼

你是否开始理解，体育锻炼为何有助于人们缓解紧张和焦虑了？锻炼能从好几个方面向紧张和焦虑发起进攻！每次锻炼后，皮质醇的水平都会下降，即使压力再次侵袭，皮质醇的水平也不会上升太多。海马和额叶（应激反应的刹车踏板）会因运动而得到增强，并更有效地抑制杏仁核启动焦虑引擎。大脑的 GABA 制动系统也因具备更多的保姆神经元而得到增强，并且肌肉中和应激代谢产物的能力也有所增强。这一切都是同时发生的。

> 身体活动和体育锻炼是缓解紧张的灵
> 丹妙药，也许是最好的灵丹妙药！

实际上，我们很难分开讨论这些机制以及在对抗焦虑中它们分别发挥了多少的作用，比如有多少功劳要归于皮质醇水平下降，以及有多少要归于 GABA。但是，如果我们将所有机制结合起来，看看最终结果（这才是我们所在意的），就会发现，身体活动和体育锻炼是缓解紧张的灵丹妙药，也许是最好的灵丹妙药！

不再烦恼的青春期

在过去几年中，因紧张和焦虑来寻求心理医生帮助的青少年越来越多。从生物学的角度来看，青少年的焦虑没有什么特别之处。大脑抑制紧张和焦虑的区域，包括前文所提到的额叶和前额叶皮层，是我们人类在生长过程中最后成熟的区域。它们在青少年期还没有成熟起来，要到 25 岁左右才能完全成熟。然而，产生紧张和焦虑情绪的区域，比如杏仁核，通常在 17 岁时就发育成熟了。在焦虑的制动系统不能完全控制焦虑的情况下，青少年期充满了情绪波动、冲动和焦虑。

同样，运动也能起到消除青少年时期的紧张和焦虑情绪的作用。智利对其首都圣地亚哥某贫困地区的 200 名健康的 9 年级学生开展了一项研究。智利最近几年才开始遭受诸如糖尿病和心血管疾病等原本只在西方发达国家流行的疾病困扰。科学家们想要看看，是否有可能通过改变生活方式来扭转这种趋势。此外，他们还想知道，能否通过规律训练来提升青少年的幸福感和自信心。在为期 10 周的运动课程结束时，测试显示，运动不仅产生了很好的健身效果，而且显著提高了这些青少年的自信心和幸福感。另一个显著的效果是，该计划降低了他们紧张和焦虑的水平。这些青少年在训练后焦虑得更少，感到更平静、自信。

减少压力，减少玩世不恭

你觉得你现在的焦虑感与青春期焦虑无关吗？在一项研究中，为了弄明白为什么有些人会突发心肌梗死 [①] 以及焦虑是如何诱发心梗的，科学家让三千多名芬兰男性回答有关生活方式的问题。结果显示，每周锻炼至少两次的男性在紧张和焦虑方面的问题较少——这与智利的情况一样。常进行体育锻炼的人也不太容易变得有侵略性，对生活的态度也不那么玩世不恭。

那么，这就能证明锻炼身体一定能减轻紧张和焦虑吗？并不是。我们不能确定使芬兰男性减轻了压力和担忧的是体育锻炼。也有一种可能，就是压力小的人锻炼得更多。我们如果只考察了芬兰和智利的研究结果，那在下结论时就得谨慎小心。但是，你如果把这些研究结果和其他所有相关的研究结果放在一起看，情况就变得很明了了：体育锻炼会对生活中的紧张和焦虑产生巨大影响，无论此人年长还是年幼。

应激在大脑中的优势地位

压力很容易被人们当成绝对负面的事情，当然事实没那么简

---

① 后文中简称"心梗"。——译者注

单。相反，压力对我们处理事情的能力至关重要。在学习如何处理好压力和担忧（例如通过锻炼等方法）之前，你必须了解压力对人类的重要意义。

解铃还须系铃人，面对压力，首先要找出压力的关键点，并将其消灭。顺着这个思维方式想，如果我们把应激反应系统从我们的身体里剔除会怎么样？科学家试图通过手术摘除一群猴子的杏仁核来回答这个问题。他们猜测，这些动物感受恐惧的能力会被手术改变。为了探索这个假设，他们给动物们找了一些让大多数人和动物都会感到不适的同伴。

就像人类一样，猴子通常对蛇有着根深蒂固的恐惧。但是已经被移走杏仁核的猴子却对蛇没有任何的恐惧。它们表现得恰恰相反——非但没有表现出远离危险的意思，还对蛇很感兴趣，与之一起玩，并在周围上蹦下跳。

无法感觉到恐惧的女人

猴子似乎并不关心它们所遇到的危险，这是因为它们不再感受到恐惧，还是误解了整个形势？它们无法理解自己在做什么，是否因为手术损伤了他们的大脑？它们不觉得这些蛇很危险吗？我们很难向猴子要一个答案。相比之下，去研究一个天生没有杏仁核的人会简单得多，但这样的人实在太少了。

即使罕见，美国科学家还是找到了一位患乌-维氏病（Urbach-Wiethe disease，一种罕见的遗传病）的44岁母亲。她给科学家们提供了很多了解杏仁核及其应激反应的机会。自20世纪20年代首次报道以来，人们一共报告了不到400个案例。这种疾病会破坏包括颞叶（杏仁核所在的地方）在内的几个大脑区域。大脑的部分区域会因为这种疾病变得特别脆弱。至于这位女士，她的杏仁核（一边一个）都受到了影响。

这位患病但是智力正常的女士愿意参加这一系列的科学研究，让科学家看看杏仁核的缺失是否会影响人类恐惧感的形成。科学家们把她带到宠物商店，去测量她对蛇的反应，就像他们原来对猴子所做的一样。科学家们也测试了她对蜘蛛的反应。在这次实地考察之前，这位女士声称她一直厌恶蛇和蜘蛛。即便如此，她也走到了温箱面前，并被一群巨蟒迷住了。科学家们把温箱抬起来，以便这位女士可以抚摸它们。此外，根据工作人员的描述，即使他们警告这位女士蛇会咬人，她也毫不犹豫地开始玩弄那些蛇。科学家们让这名女士给自己的恐惧程度打分，0 分表示完全没有恐惧，10 分表示最害怕。这名女士将和致命的大型爬行动物玩耍评为 2 分。

她继续把玩毛茸茸的宠物大狼蛛。商店的工作人员解释说，她在接触动物之前，几乎没有任何防备。她和这些动物们一直玩，直到被工作人员打断。因为工作人员觉得她这样很可能会被咬伤，不太安全。这只蜘蛛的凶悍和危险不足以影响她对它的喜爱。从实际的角度来讲，她基本上没有心眼，这让人联想起猴子是如何与蛇玩耍的。

我们很容易把她这样心大的原因直接归结于她被摧毁的杏仁核。但在得出这个结论之前，我们应该像对待猴子实验那样谨慎地推测，是否存在其他原因。也许这单纯是人类对动物的恐惧（有些动物即使很温顺也会引起人们的紧张）受到了影响。要是遇到其他问题，她说不定会感到害怕？下一步的测试是让她看一些从恐怖电影里截取的片段，例如《闪灵》（*The Shining*）、《午夜凶铃》(The Ring)和《女巫布莱尔》(The Blair Witch Project)等，这些电影通常能让大多数人吓得魂飞魄散。为了确保所截取的部分足够令人毛骨悚然，他们首先让一组测试对象以0~10分为维度对自己的恐惧程度进行评分。大多数实验片段的得分在6、7之间。

但同样的电影片段并没有引起该女士的任何恐惧，她给它们打了0分。然而，奇怪的是，她似乎对这些恐怖电影产生了兴趣，并且认为它们看起来很振奋人心。她甚至问了其中一个电影的名字——这样自己就可以租回家看完一整部了。

除了参加以恐怖动物和恐怖片为特色的实验外，这名女子也被跟踪了数年。很明显，杏仁核被摧毁后，她基本无所畏惧。但是她的其他感觉没有受到影响——在不同的情景下，她会感到快乐、愉悦或悲伤。研究人员通过向她播放不同的电影片段，看到了完好无损的其他感情系统。这些令人毛骨悚然又夹杂着喜剧和情景剧的片段，能引发她除了恐惧之外的所有感情。这位女士在观看这些片段时表现出了正常的反应：她在看喜剧时笑了起来，在看到一个被遗弃的孩子时表现出了悲伤的情绪。杏仁核的离职并没有让她变得冷漠、情绪失控或无法感觉到任何东西。相反，只带走了她感知恐惧的能力。

这样的设定挺让人嫉妒的！想象一下，你从来不会感到害怕也不会担心，对生活中所面对的大多数事情都持有不屑的态度。但是，我们的测试对象也活得并不容易。她的无所畏惧也会对她造成严重的影响，因为这样的特点让她多次陷入危险境地。她曾被抢劫犯持械威胁。通常，这类经历会让人焦虑，经历过这些以后，人大多会变得更加小心，甚至途经上次被抢劫的地方会绕道走。然而，她很快就忘掉了这些经历，继续前进，丝毫不改变自己的行为。她生活在一个毒品和暴力问题严重的经济萧条地区，且会在深夜出门，前往那些危险的地方。尽管环境不安全，但她似乎没有学会规避危险。

我们内心最深的恐惧

那么她彻底对恐惧免疫了吗？不，因为科学家们最终发现了能让她非常害怕的东西，那就是呼吸困难——气短或窒息。吸入二氧化碳唤醒了她以前无法感受到的恐惧。如果呼吸不到足够多的空气，二氧化碳的水平会在体内迅速升高。实际上二氧化碳的增加（而不是氧气的缺乏），迫使脑部迅速做出了反应，因为大脑将吸入二氧化碳解读为窒息。窒息所带来的恐惧可能比任何其他类型的恐惧都根深蒂固。吸入了二氧化碳后，你很快就会被恐慌笼罩。这就是这位测试对象所经历的情况，她生平第一次经历如此全面的恐惧，她尖叫、震颤、喘息着要呼吸新鲜空气。在没有杏仁核的参与下，她的大脑提醒她一场危及生命的事故正在发生。

后来，当被问及她自己的感受时，这位女士解释说，在她体会过的所有感觉中，这次的感觉不仅是最强烈的，而且是全新的。那么，为什么她会对窒息的预兆感到恐慌，但面对蛇、蜘蛛和恐怖电影时，却不会？一种可能的解释是，杏仁核在我们衡量外部危险（比如遇到蛇或用武器威胁我们的人）时会起作用，而不是在衡量内部威胁时起作用。外部事件需要经过解读才能传到内部：比如我面前拿着刀的这个人对我来说是危险的。另一方面，窒息的感觉不需要解释，因为窒息所带来的恐惧早已存在于我们内心深处。

杏仁核当老大

猴子和女士的例子说明了大脑中应激反应的优先性功能。此外，他们的例子展示了杏仁核在危险面前所扮演的警示和激发应激反应的角色。杏仁核非常强大，可以很快地将心脏和身体切换到战斗模式，让人不再考虑长期后果。至于大脑可以使用的制动踏板（例如海马和额叶）——在真正可怕的情况下，其深思熟虑的功能不会得到施展。原因很简单，它们的功能被杏仁核抑制了。

当我们还生活在进化阶段的环境里——非洲大草原之中时，杏仁核的作用是很强大的。当我们受到来自野兽的威胁时，杏仁核能促使我们迅速做出决定，这一点也很重要。

"我应该攻击，还是想想现在手无寸铁的处境，逃跑算了？"在这种情况下，我们没有太多时间来衡量各种情况的利弊，否则会贻误时机。好在杏仁核已经抑制了大脑其他部分的功能，以便能立即做出反应，无论是选择攻击还是逃跑。

在当前的社会中，我们不太需要这种机制，因为我们现在很少遇到生死攸关、需要迅速做出决定的情况。所以，杏仁核所面临的危险实际上不那么关键，但却导致了我们在情感上的反应过度。在20世纪90年代中期，美国心理学家丹尼尔·戈尔曼创造了一个名词"杏仁核挟持"。这个名词的意思是，我们的杏仁核会对某个状况产生强烈的情绪，让人误以为这个状况比它实际所带来的威胁大得多。可以说，杏仁核就这样劫持了大脑，并迫使人进入战斗或逃跑模式，让人不再理性地做出反应。

光有最强烈的情绪波动或许还不至于让杏仁核劫持大脑，另一个条件是刺激要来得非常迅速，而且会在事后让你感到懊悔。戈尔曼举的最贴切的例子之一，就是拳击手迈克·泰森

（Mike Tyson）在比赛中咬掉了伊万德·霍利菲尔德（Evander Holyfield）的耳朵。泰森的行动很快（可能更像是一种条件反射），这次的举动基本达到了让他充分悔恨的标准。除了咬耳朵的尴尬之外，泰森还面临着数百万美元的罚款和法律费用。根据丹尼尔·戈尔曼的说法，这是杏仁核被劫持的一个典型案例。

提高应激水平

得知大脑的杏仁核和应激反应有多强大时，我们也开始明白之所以自己不能完全逃离生活中的压力，是因为它在大脑中的地位已经根深蒂固。我们固然可以尽量避开那些最让我们头疼的事情，但是要想过上完完全全没有压力的生活，则意味着你必须自己搬到荒郊野外去！就算是这样，你还是会有压力，因为你孤身一人了！

既然不可能消除生活中的全部压力，更好的目标就是增加对压力的忍耐力。而体育活动正可以做到这一点。它不能完全消除压力，但会帮助你更好地处理压力。规律地锻炼可以增强大脑制动踏板的性能，这样你就需要消耗更多的能量来进入战斗或逃跑模式了。来打个比方，你因为错过了某项任务的截止日期而受到批评。如果你平时常锻炼，那么你进入恐慌模式（心率加快、血压上升、思维混乱）的可能性会减少。体育锻炼增强了你应对这种情况的能力，避免你产生身体或心理上的过度反应。另外，我想对那些觉得自己压力太大而不愿意锻炼的人说，你正是最需要锻炼的人！

对于那些觉得自己手上的功课太多，没时间锻炼的人，我也有点话想说：如果你肯花时间锻炼身体，你不仅会有更好的感觉和更少的压力，在工作表现方面也会得到超值的回报。我敢说，如果你在工作时间中抽出一个小时来锻炼，那么在这一天的剩余时间里，你都会工作得更有效率。至少，体育锻炼对我产生了这样的积极作用。

压力显示在体重秤上

我藏了一张王牌在我的袖子里，以防你还是不相信锻炼是一种管理压力的好方法。最能激励人们去跑步或健身的东西，并不是身体变得更健康，自身感觉变得更良好，又或是处理压力的能力提高，而是他们在镜子中看到的自己！比起很多东西，减肥和打造运动员般的身材才是让大多数人变得爱运动的原因。在此，我要说一些好消息：如果你通过体育锻炼，增加了对压力的忍耐能力，这种变化也会体现在体重秤和镜子中。

由于应激激素皮质醇会阻碍身体燃烧脂肪，高水平的皮质醇会导致脂肪囤积在腹部。此外，它还会增加食欲，让人特别想吃高热量的食物。你如果处于很大的压力之下并且让皮质醇保持在高水平的状态，就可能腰间长肉，并出现对糖的渴望。通过锻炼来抗压实际上是在降低皮质醇水平，长期来看，这样可以减少食欲和脂肪储存，燃烧更多脂肪，在体重秤和你腰部显示出可观的效果！

压力是暂时的，但焦虑是长久的

你应该经历过焦虑的时刻（每个人都经历过），但很可能不知道焦虑到底从何而来。当患者要求我解释什么是焦虑时，我通常会说这是一种令人无法抗拒的恐惧，一种难以平静下来的心情，总是感觉有什么不对，并且想要从自己的身体里爬出去。

紧张和焦虑并不总能轻易地被区分开来，但人们通常认为，紧张是对当下的状态和当前所发生的事情的一种反应，并且这件事情被大脑当成了威胁。另一方面，焦虑的对象是暂时不具威胁性或可能将发生的事情。当你因为犯错误在工作中受到责备时，你感觉到的是短暂的紧张。焦虑则是你在一周后感觉到的紧张状态，即使这时候你没在做上次的工作，而且事情早已过去。紧张是短暂的，但是焦虑长期存在。基本上，它们是相同的应激反应（即 HPA 轴）引起的两种心境。

焦虑是一种疾病，还是人类的某种功能？如果我们从生物学的角度解析焦虑，那么害怕和恐惧的感觉便产生于一种被我们当作威胁，实际上并没出现的东西。这种挥之不去的感觉有不同的强度。焦虑，就像紧张一样，塑造了一个宽广的网络——可以涵盖从轻微不舒服到全面恐慌各种程度的情绪。焦虑可以来来回回发作，例如惊恐发作时，或随着时间的推移演变为焦虑症。像 PTSD（创伤后应激障碍）一样，焦虑可以在回顾创伤时出现，或者在社交场合中爆发（社交恐惧症）。尽管人们只界定了少数几种焦虑症，但实际上焦虑症的种类几乎和患者数量一样多。

但焦虑危险吗？在许多因惊恐发作而倍感焦虑的人看来，答案是肯定的。有些人甚至担心自己会死掉，也有许多人认为只有自己一个人处于困境中。这些都是错误的。即使焦虑不使人愉快，但它既不危险也不少见。你的心脏不会因为感到焦虑而停止跳动，即使你感觉它快要停止。焦虑症的患者也并不孤单。焦虑是一种既常见又有益的反应，大多数人在不同程度上都有过这种经历，只是有时候，焦虑会占领一些人的内心。

潜意识中的恐惧

我们可以讨论一下引起焦虑的原因。我们现在已知的是，焦虑症患者都有一个过度活跃、容易被激活的杏仁核，在没有任何威胁存在的情况下也能发出危险信号。他们可以在潜意识中看到街头巷尾潜在的灾难。有人测试了人们在 0.02 秒的间隔内交替看到生气和平静面孔时的表现。通常来讲，人们能看到一张脸，但是无法辨认这张脸的表情。可对于焦虑的人来说，即使每张照片都一闪而过，他们还是能对照片上不同的表情做出不同的反应。

在受试者看着愤怒的脸部图片时，科学家在这一时刻用 MRI 检查了受试者们的大脑。他们发现焦虑症患者的杏仁核更容易被视觉刺激所唤起。况且，焦虑症的程度越重，愤怒的面孔激起杏仁核的速度越快，即使观看者可能根本不知道自己看到了什么！然而，对于不被当作威胁的平和面孔，杏仁核在健康人和焦虑症患者之中的反应却没有明显的差别。对于高度焦虑的人来说，杏仁核始终站在起跑线前，随时准备去发送危险信号，这样一来，身体的应激反应会被激活。

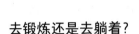

去锻炼还是去躺着?

现在你更加了解了,为什么体育锻炼有助于缓解压力,显然,无论是儿童还是成人,都应该参与一种或多种体育项目。这并不意味着你应该放弃休息、冥想、正念疗法或瑜伽,这些说不定对你也有帮助。但是,如果不锻炼,你可能会错过处理紧张和焦虑的最有效方法。如果你必须在锻炼和放松之间做出选择,锻炼总归是更好的选择。如果每个人都变得更加爱运动(我可不是说每个人都要去跑马拉松),那么人们就会在现代生活中感到更轻松。寻求精神医生帮助的人也会减少。锻炼之后,几乎每个人(无论他们是否感受到压力)的感觉都会好很多。

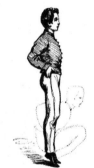

锻炼帮你赶走焦虑

紧张与焦虑很难被区分开来。毕竟,它们是同一应激系统(包括 HPA 轴和杏仁核)的一部分,这一系统在紧张和焦虑时都很活跃。正如你先前所见,体育锻炼对消除紧张有着惊人的效果,这就是为什么锻炼也是治疗焦虑的好方法。

让患有焦虑症的美国学生每周散几次步或跑步20分钟（散步和跑20分钟都不是高强度的运动），持续两周后散步者和跑步者的焦虑水平都下降了。焦虑感不仅在运动后降低，在接下来的24小时内都会保持低水平，而且这种状态会持续整整一周。两种运动方式中的哪种对焦虑的影响更大？答案是跑步。如果你想降低焦虑，多一些运动量一定会更好。

仔细想想，"运动能控制焦虑"这一点并不奇怪。焦虑是由大脑应激反应的过度活跃和杏仁核无中生有地发送了危险信号引起的。锻炼增强了大脑用以对抗担心的情绪的刹车踏板，此外，额叶和海马在镇静杏仁核方面的能力会变得更好——这也能防止焦虑。

焦虑引发学习困难

原则上，每个人在面临危及生命的情况时都会感到异常焦虑，但并不是所有人在踏上地铁时都会焦虑不安（面对同一情况，部分人会焦虑，而其他人不会）。我曾经有一位病人，在地铁里突然惊慌失措，并伴有心脏病和呼吸困难。她的恐惧非常强烈，以至于觉得自己要死了。你如果经历过这种情况，就会在以后乘坐地铁时感到焦虑。事情的原因不在于她不知道地铁是安全的，而是她的大脑误判了当下的状况。引起大脑误判的机制非常强大，以至于超越了她正常的"大脑思维"。

正如你所看到的，杏仁核非常强大，强大到可以推翻大脑。此外，它也很容易让我们很好地记住威胁情况。你如果曾经在地铁里经历过一次惊恐发作，就会记得很清楚。从生存的角度来看，这是合乎逻辑的。我们被塑造成能清楚地记得不愉快与危险经历的物种，以便以后躲避它们。从进化论的视角来看，记住树林里五处风景绝佳的地方并不重要，而记住我们被狼袭击的地点则很重要。正因如此，消极的记忆才会抢先占领大脑里的位置。

与害怕有关的记忆非常生动，当你想治疗惊恐发作等焦虑疾病时，记忆中的恐惧可能会成为一种障碍。对于任何在地铁遭遇过惊恐发作的人来说，单单是路过地铁口就足以让杏仁核触发应激反应和 HPA 轴。即使这个人最终克服了自己的恐惧并勇敢地再次乘坐地铁，在感觉完全放心之前，他可能还需要很长时间。令人不愉快的记忆是如此强烈，以至于让他只保留了惊恐发作的那部分，而忘掉了其他较平淡的乘地铁经历。

考虑到这一点，你可以将焦虑症视为学习的副作用。因为要学习的内容比较危险，大脑要去学习，才会感到焦虑。但是，如果我们就是被进化成了这个样子（对危险事情的记忆深刻），我们如何才能摆脱焦虑和担忧？其实，解决的方案就是慢慢地、耐心地建立新的记忆。例如，去建立安全乘坐地铁，没有发生恐慌的记忆。这正是 CBT（认知行为疗法）的作用方式，在治疗期间，医生让患者逐步发现引起焦虑的实际原因，以便让他们的大脑重新认识到，这些东西其实并不危险。慢慢地，大脑里的相关记忆便从由焦虑引发的误会转变成了中性和没有威胁的事情。

心跳加快并不意味着焦虑

现在来讲讲锻炼有助于抗压的另一个原因。心率和血压随着焦虑程度的增加而增加。焦虑时，身体进入战斗或逃跑模式，心脏跳动得更快更强，为坏事的发生做好了准备。与之相同的是，慢跑时心脏也会跳得更快更强，只不过没有哪次锻炼是在不愉快中结束的。相应地，你会在跑步结束后感到平静，而且体内会大量分泌内啡肽和多巴胺。运动可以告诉大脑，心率和血压的提高并不意味着焦虑和恐慌，而是能带来正能量。

这也正是人们在那些被要求散步和跑步的焦虑的美国学生身上观察到的现象。经过跑步训练的学生不再因为心率加快而紧张。跑步后，即使心率提高到曾经会引发焦虑的水平，由于身体进行过调整，他们也不再认为心率的升高是危险的信号，而是相反的——预示着有好事会发生。而散步的学生身上则没有这样的改变——他们的大脑似乎仍然认为心跳加快是危险的信号。这更加说明了，你如果想克服焦虑和担忧，就需要进行更激烈的运动。

曾经有这样一个说法：那些容易焦虑和担心的人应该避免参加体育活动。现在我们知道，这完全违背了事实。但是，我必须警告你，如果你曾经历过惊恐发作，请务必谨慎行事。剧烈运动对你来说也可能是危险的，因为你的身体可能会把它当成即将发生的危险——它要对尚未准备好的你进行攻击。出于这个原因，你的训练强度最好逐步增加。

运动对抗紧张情绪

仔细想想体育锻炼和紧张情绪时，你会发现一个明显的模式：紧张情绪和体育锻炼似乎对大脑有着相反的作用。高紧张状态（即高皮质醇水平）削弱了脑细胞建立交流的能力，而体育锻炼却增强了这种能力。紧张会削弱大脑变化的能力（其可塑性），而体育锻炼会增加它的可塑性。较高的紧张水平阻止短时记忆转化为长时记忆，而体育锻炼则起到了相反的效果。看起来，紧张情绪和体育锻炼对我们的身体产生了完全相反的效果。而且，体育锻炼由此成了紧张和焦虑的解毒剂！

训练和预防惊恐发作

总有人会不遗余力地支持科学研究，帮助找出事情的真相。这里我想介绍我所知道的 12 名极其勇敢的受试者。他们都自愿被注射了一种叫作 CCK-4 的物质。CCK-4 有一个非常令人厌恶的副作用：它会导致惊恐发作，并伴有呼吸困难和心悸。有的人有时感觉会非常强烈，以至于感到自己将要死去。这 12 名受试者中有 6 名在注射后产生了这样的症状：直冒冷汗，呼吸困难，并且被让人动弹不得的恐惧所支配，即使他们之前从未经历过惊恐发作。

这个试验被重复了一次，令人惊讶的是，测试对象都同意再次接受注射。不过，这次的测试和上一次相比有很大不同：受试者在接受 CCK-4 注射之前，进行了 30 分钟的剧烈运动（其剧烈程度至少是个人所能承受的最大运动量的 70%）。就此，测试结果发生了一些非同寻常的改变：只有一个测试对象经历了惊恐发作。显然，运动起到了立竿见影的效果，并降低了发生此类事件的可能性。

无可否认，愿意被注射会诱发恐慌的物质本身就意味着这一组受试者很勇敢，也许本来就不容易遭遇惊恐发作。但另一组受试者也许更胆大。这组受试者之前曾经历过惊恐发作，并且知道他们可能会有多害怕。他们依然同意通过 CCK-4 体验一次惊恐发作。尽管与健康组（没有经历过惊恐发作）相比，这一组被注射的剂量只有一半，还是有 9 名受试者体验到了惊恐发作。但是，与健康组一样，当受试者被要求在锻炼后注射时，惊恐发作的次数就减少了。12 名受试者中只有 4 名经历了惊恐发作。此外，他们认为这次惊恐发作没有以前严重。

因此，我们可以看到，无论个体此前是否经历过惊恐发作，体育锻炼都对惊恐发作具有预防作用。如果运动可以用来缓解这么严重的焦虑状况①，那么它肯定有助于解决我们身上"形形色色"的焦虑问题。

应对紧张和焦虑的妙方

从实际的角度出发，体育锻炼是摆脱紧张和焦虑的最佳方式吗？至于要锻炼多久才能有效预防焦虑，科学研究也没有给出一个具体的数字或标准。因为每具身体对体育锻炼都有不同的反应，所以没有人进行系统的比较。不过，即使没有一个单一、确定、通用的方案，也有一些科学的、可以服从的指导方针。

先从心肺训练开始说起。从缓解紧张的角度来看，有氧训练似乎比力量训练更有效。至少进行 20 分钟有氧训练，如果你的耐力好，可以试着延长到 30 ~ 45 分钟。

让锻炼成为一种习惯，因为锻炼的结果只会随着你的进步而变得更好。让海马和额叶（大脑的两个压力刹车器）变得更强大则需要点时间。

要达到这一点，尽量让你的心率每周至少增加两三次。然后，你的身体才会知道，心跳加速不会带来恐惧，而是会带来积极的变化。如果你有特别严重的焦虑和惊恐发作问题，这个方法对你来说就非常重要。

例如，为了对抗焦虑，你每周至少应该运动到筋疲力尽一次。许多迹象表明，这在对抗焦虑方面非常有效。但是，你如果曾遭受惊恐发作或过度担忧的困扰，就应该谨慎选择锻炼的强度，然后慢慢增长。要是一上来就进行特别激烈的运动，你可能会产生过度焦虑反应。

如果因为某些原因，你不能让心率加快或者心率加快对你身体有害，那就去散步吧。散步也能抑制焦虑，尽管效果可能不如其他强度大的运动。

① 根据注射药物的剂量推知。——译者注

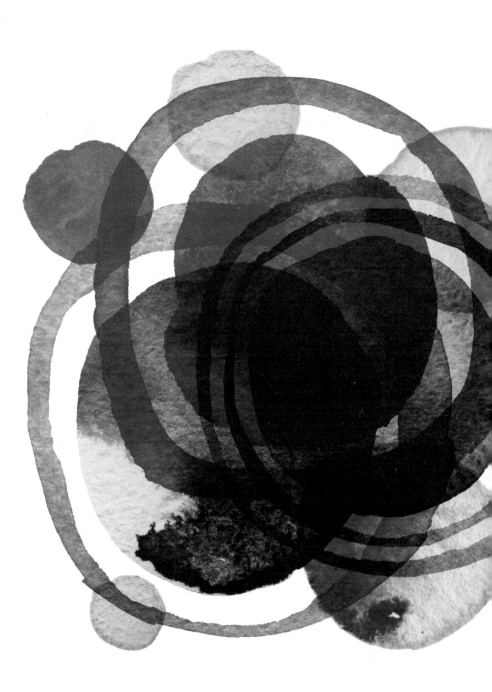

第3章　让注意力更集中

思维始于运动，而不是停止。

——亚历山大·蒲柏（Alexander Pope）

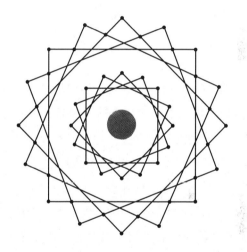

你有难以集中注意力的时候吗？如果是这样，那么欢迎来到"每个人都这样"俱乐部。在当今这个信息超载的世界里，手机和电脑争相吸引我们的注意力。实际上，不分心是不可能的。我们很少能被一项任务吸引到甚至感到时间停止，至少对我而言是这样——我几乎觉得这是一种奢侈。

解决注意力分散的问题已经成了件大事。理论上来说，很多心理健康图书、营养品和家庭补救措施可以帮助我们提升专注力，但它们的功效大多还没被证实。

事实上，有一种补救办法不仅有帮助，而且和其他方法有很大不同——依然是体育锻炼。只是在过去的几年里，我们可以通过对大脑的不断了解、观察，意识到体育锻炼确实能提高专注力（或者说让精神更集中）。

只关注一件事

让我们回到话题的起点。要想知道有什么能提高我们专注力的方法，我们必须先能够衡量专注力的大小。但是要怎么做呢？简单地问问某人是否感觉自己集中了注意力，就足够了吗？在科学研究中，人们希望有一个更客观的测量方法。让我们了解一下埃里克森侧抑制任务（Eriksen Flanker Test），在测试中，显示器上会显示 5 个箭头。测试任务是尽可能快地指出中间的箭头指向哪个方向。有时，所有的箭头朝向相同的方向（<<<<<），这样判断方向会简单一些。但有时中间的箭头指一个方向，而其他箭头则指向另一个方向（>><>>），这时，判断方向的诀窍则是忽略除中间箭头之外的所有箭头。这个测试的节奏很快——每次箭头只出现 2 秒钟。要快速判断，并把注意力放在眼前的部分内容上，你需要忽略其余不相关的信息（在这种情况下，不相关的信息就是周围的几个箭头），大脑需要阻止这些不相关的信息。这就是所谓的选择性注意（selective attention）。

这种类型的测试看起来可能很普通，但它实际上明确说明了我们具有在不被周围环境分散注意力的情况下完成一件任务的能力。选择性注意是我们集中注意力的重要前提条件，也是当今世界上难能可贵的品质。想象一下某日在办公室：你在用电脑，两位同事在聊天，而其他人正在用打印机打印文件。此时，手机不断提醒你收到了新的短信和邮件。要试着在这样的环境下完成你的工作，重要的是，集中注意力，不被周围的噪音打扰。这就是选择性注意，也就是埃里克森侧抑制任务想要衡量的东西。

值得注意的是，埃里克森侧抑制任务也说明了运动可能影响了人们的选择性注意和专注力。在受试者参与埃里克森侧抑制任务的同时，他们也接受了体能测试。结果表明，身体健康的参与者在埃里克森侧抑制任务中的表现更好（即他们有更好的选择性注意能力）。但结果不止这些。在测试中，受试者的大脑还经过了 MRI 检查，并且结果显著表明，身材较好的受试者的顶叶（在颅骨中间）和额叶区域（这些部分对我们保持专注至关重要）更为活跃。在这些受试者大脑中，与专注力有关的区域活动水平更高。

尽管如此，我们还是知道得不够多，因为我们还不能确定，选择性注意能力的好坏是不是由人们的健康状况决定。也有可能是这样，那些专注力更强的人往往更喜欢锻炼，因此更加健壮，而不是相反。所以，下一步就是看看新的受试者，这些受试者正在接受体育训练，看看运动在让他们变得健壮的同时，是否会改善他们的选择性专注。受试者们被分成了两组：一组每周进行三次实验，每次实验的内容是在跑步机上走 45 分钟（步行组）；另一组也每周运动三次，只是运动内容是运动量较少的伸展运动（伸展组）。两组的运动频率和时间都相同，区别只有一个：伸展组的心率不会在运动中加快。

6 个月后，再看看两组在埃里克森侧抑制任务中的成绩是否有所改善，两组的测试结果是否存在明显的差异。果然，结果有差异！步行组的受试者不仅表现出了更好的选择性注意能力，且测试的结果更好，负责选择性注意能力的额叶和顶叶区域的活动也发生了变化。人们只在步行组的受试者身上观察到了这个效果。即使是散步 6 个月这样轻松简单的体育活动，也能提高选择性注意能力，而且对大脑产生了可被观测出的影响。

为什么会这样？一个可能的解释是，走路也许增加了额叶脑细胞之间的联系，这便于大脑在智力负载变高的情况下募集更多思维能力。就像汽车换成高速挡一样，大脑会利用额外的"聚能装置"在周围有很多干扰的情况下保持正常运行，让我们更善于将不重要的东西过滤掉。这项研究的作者对运动产生的效果解释得最清楚不过了，因为他们在描述结果中说道："一个更高效、更可塑和更容易适应的大脑。"

但锻炼是怎么取得这一成果的，以及如何锻炼才能提升专注力？在这次的实验里，受试者采用的是步行，那么跑步、骑自行车或游泳是否能达到更好的效果？经过多长时间的锻炼才能见效？我们能在科学研究中找到答案，这些研究显示了体育锻炼是如何影响特定能力的，其中就包括集中注意力。下面我要介绍一个在过去几年间如雨后春笋般冒出的症状，我们也或多或少能在自己的身上看到这种病症的迹象：注意力缺陷多动障碍（ADHD）。

ADHD 大流行

用搜索引擎去搜索"ADHD"这 4 个字母（也就是 attention deficit hyperactivity disorder 这个词组的首字母缩写），能找到 5 300 万条搜索结果。ADHD 已成为我们这个时代关注和讨论的热点医学问题了。同时，它也成了诊断标准被补充得最多的一类病症。《时代周刊》（*Time*）在千禧年之交警告我们说，当今太多的孩子正在依靠药物治疗 ADHD。他们同时提出了一个有争议的问题："我们是否在毒害我们的孩子？"那时候，全美有 4% ~ 5% 的儿童和青少年被诊断患有 ADHD。现在，15 年后的今天，这样的统计结果看起来还算乐观了。以我们现在的估计，这一比例应该是 12%（超过 600 万儿童）。

增长的速度简直如爆炸一般，甚至有一段时间，治疗 ADHD 的药物在美国一药难求。市场的需求过大，制药公司无法保证相应的生产水平。

我们都在 ADHD 频谱的某个位置上

医生常常从三个方面推测人们是否患有 ADHD：注意力、冲动行为和过度活跃。就像课堂上从来都坐不住的男孩一样，他总是像弹球一样跳起来，关注一切事物，除了老师在黑板上写的东西。他对每一个微小的心理变化都会产生反应。毫无疑问，他注意力不集中、很冲动，并且过分活跃。他的表现与 ADHD 的

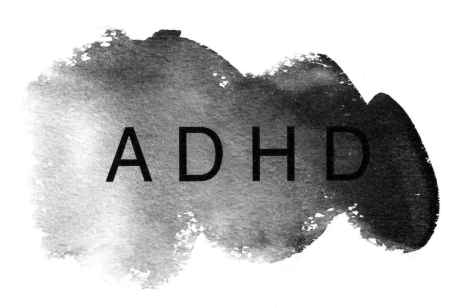

诊断标准一一对应。但是如果我们有类似的症状，是否也代表着我们患有 ADHD 呢？我们也常有难以集中注意力的时候，但这并不意味着我们都患有 ADHD。注意力的集中会受到不同因素的影响，如睡眠、压力、时间点以及我们所处的环境。而且，注意力可以在很长时间以后发生变化——冲动和多动也是一样。说得轻松，但真要弄清楚也不容易。

ADHD 无法通过验血或拍 X 光片来诊断。医生往往将一系列症状当作诊断标准，如果没有表现出这些症状，你就算有注意力难以集中、冲动难以控制和过度活跃等问题，同时这些问题的严重程度也影响到了你的日常生活，也不会被诊断为 ADHD 患者。不能在学校好好表现这一点不足以作为诊断标准，因为其原因可能是学校的学习环境不好。与 ADHD 有关的问题应该在家庭、学校或工作场所都表现得很明显。ADHD 所带来的生活、学习问题在儿童早期就显而易见了。ADHD 并不是一个时而出现时而消失的问题，而是一个终身的问题。

要被诊断为 ADHD 患者，你得在注意力集中和冲动控制方面出现严重的问题。这到底该怎么解释？如果你难以集中注意力但仍能从大学毕业，是否就表明你没患 ADHD？现在我要重复之前说过的话，这些有关 ADHD 的问题没有单一确切的答案。与许多其他医学诊断不同，ADHD 的诊断是一个巨大的灰色地带。我们只对 ADHD 和 HIV 的诊断方法进行比较，对于 HIV，我们不可能说某人"只有一点点艾滋病病毒感染"，而只能说，这个人感染了 HIV 病毒，或者没感染 HIV 病毒，但我们可以说一个人可能患有"一点儿 ADHD"。ADHD 的诊断不是那么黑白分明，它的标准因人而异，并且在 ADHD 和非 ADHD 之间并没有明确界限。我们都在 ADHD 频谱的某个位置，在诊断标准的上下游走。而且有的人会比其他人拥有更多类型的症状。

奖励系统是大脑的发动机

请记住，ADHD 包括了我们许多人所面临的问题，在治疗ADHD 方面，明智的举动是考虑吃药以外的方法。这便指向了体育活动和锻炼的话题。体育活动和注意力之间的联系始于大脑里一个令人意想不到的区域，即当你吃美味的食物、与朋友交往或在工作中得到肯定时，让你感觉到愉悦的区域：你的大脑奖励系统。

奖励系统非常强大，它就像是推动我们进行某种行为的发动机。大脑有几个与奖励有关的重要区域，但是当我们说"奖励中心"时，我们通常说的是伏隔核（nucleus accumbens）——一个连接到大脑许多其他区域的豌豆大小的脑细胞群。伏隔核是你感受到"奖赏"的地方，这种"奖赏"即是你的快乐感。伏隔核驱使着你。大脑里有几种物质可以作为脑细胞之间传递信息的信使，它们的学名叫神经递质，其中多巴胺是最为人所知的神经递质。某些行为（例如品尝美食、与他人来往，活动身体、性交）能提升伏隔核中的多巴胺水平。多巴胺的急速上升能给你一种积极的感觉，让你想重复这些行为，因为你的大脑正在推动你做这些事情。为什么你的大脑想让你吃东西、与人交往、锻炼身体和性交？答案很简单：从进化的角度来看，这些行为都能增加你生存的机会，并确保将你的基因传递给下一代。如果有一种纯粹的生物性驱动力来推动人类生活，那就是活下去和传播你的基

> 我们的祖先不是为了消遣和健身而跑步，而是为了增加生存的概率。这就是为什么跑步对于我们现代人来说是有益的。

因（即生孩子），并且大脑在进化中把它们当成了指引方向的北极星——你需要食物才能生存；对于人类等群居动物来说，与他人来往对生存至关重要；而性生活增加了通过生殖传递基因的可能性。

我们来说说体育活动。为什么体育活动能让你感到愉悦？也许是因为我们的祖先需要经常奔跑（例如要打猎或者寻找新的居住地），而这些行为增加了生存的可能，相应地，大脑也将这些行为设置成了值得奖励的行为。不像我们现代人，我们的祖先不是为了消遣和健身而跑步，而是为了增加生存的概率。这就是为什么跑步对于我们现代人来说是有益的。

奖励机制带来了注意力

通过在你做了正确的事情后给你愉悦的心情，大脑的伏隔核驱动你去做任何能提高你生存和传播基因概率的事情。其实大脑的奖励系统不仅让你在内心感受到暖流，还对注意力很重要。伏隔核并不是只有在吃到美食、享受性生活或发现自己中了彩票时才起作用，它大部分的时间都处在关闭的状态。其实伏隔核一直都在工作，为大脑传递你该做哪件事情、要不要继续做这件事之类的反馈。比如说，你在看电视。如果你的伏隔核没有从你看的电视节目中得到足够的刺激（例如多巴胺的水平没有升高多少），你的注意力就会不集中，你会去寻找能产生更多多巴胺的事情——比如打开手机。你如果一直找不到可以专注的事情，不停地从周围寻找更有意思的事情，就会进入坐立不安和注意力分散的状态。

今天我们知道，大脑的奖励机制似乎因人而异。有一些人的奖励系统在出生时就运转得很好，而另一些人则不然。许多事情表明，在集中注意力方面存在严重困难的人也会有一个运转得不怎么好的奖励系统。一定水平的多巴胺提升对我们普通人来说也许够了，对这一类人来说却仍然不够。

他们的奖励系统需要更多的刺激才能变得活跃，这样会给他们带来很严重的后果。一个没有充分被激活的奖励系统将引导人们不断地改变他们所关注的事情，并继续寻找能够给他们带来更大刺激的东西。他们会选择那些最刺激、最直接的愉悦之事，并忽略实际上对他们长期有利的事情。他们很难建立和遵循长期目标，并容易被大大小小的干扰所打断。他们会变得粗心、冲动，并在某些情况下变得多动。

很多在集中注意力方面存在困难的人的确会运用多种手段来应对这样的情况，比如规划好每天要做的事情，并按部就班地执行。当注意力开始波动时，那些计划就成了分心的缓冲器。

已有研究显示，对集中注意力有严重困难的人（比如 ADHD 患者）来说，在常人看来可以引发奖励机制的情况下，他们的伏隔核也不怎么活跃。这类人似乎需要更多刺激来激活自己的奖励中心。

奖励中心的接收器太少

现在我们已经开始在分子水平上理解为什么不同人的奖励中心存在差异了。为了让多巴胺在奖励中心发挥作用，并让你感觉良好，它必须能够结合到脑细胞表面的受体上。多巴胺与受体结合，在脑细胞中引发反应，让你感到愉悦。但是，如果没有受体与多巴胺结合，奖励机制则不会发生。有趣的是，似乎在 ADHD 患者的奖励中心里，多巴胺的受体比较少。

这意味着他们的奖励系统不能很好地工作，并且他们需要更高程度的刺激才能做出反应。这意味着有些人的大脑从一开始就需要更多的刺激来激活奖励中心。那些能让正常人的奖励中心觉得自己得到满足，并集中自身注意力的刺激（比如工作任务、电视连续剧或老师在黑板上写的内容），对 ADHD 患者来说是不够的——这些刺激不会让他们的奖励中心足够活跃。他们会觉得无聊，并在潜意识里试图以其他方式寻找进一步的刺激，并在此过程中放弃了集中注意力。在工作或听课时集中精力对他们来说变成了不可能。再次强调，我们所有人都在 ADHD 频谱的某个位置上。我们或许没有一个正常工作的奖励机制，但它也不是完全没用的。我们大多数人会发现自己处于某个不好不坏的位置上。

意识和关注

大脑最神秘的地方（或许同时也是所有科学奥秘所在）就是，颅骨下这个只有一公斤的细胞结构居然有意识。它是如何塑造了

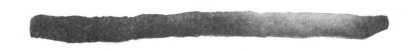

世界错误决策冠军

"如果有这样一个失败者评比,我很可能会因为自己做出的错误决定而被加冕为世界冠军,我一直在选择当下看似对我来说很有用,但是长期看来后果很糟糕的事情。我永远都不能好好坐在教室里,只能被安排到特殊的班级,那里的每个人都和我一样。我的成绩很糟糕,我在13岁时和一群坏人混在一起,还尝试了吸毒。我很快就知道了安非他命——这个药物能让别人兴奋起来,对我来说却没什么用。

"自然地,吸毒和游荡引发了灾难,而且随着吸毒成本的不断提高,我的犯罪活动变得多了起来。这一切都终结在监狱中的岁月里。

"当我把自己的故事告诉狱医时,他诊断我患有ADHD。在服用药物后,我突然可以集中注意力了,人生也变得更加清晰,我可以好好做事情了。每天好好生活和结交朋友变得更加容易。我可以持续体会到自己的存在,而不是总觉得自己时不时就分心了,好像离开了这里,到了别处一样。"

我听过数百名患者的描述,这位44岁的男子的故事非常典型。他们每一个人都缺乏专注力和对冲动的控制能力,也都会矛盾地意识到这样的坏处,只有一小部分人成了瘾君子和罪犯。令人感到惊讶的是,这位男子看起来训练有素,身体非常健康。他的生活除了那些自我毁灭的行为外就是健身,因为他让自己精疲力竭之后会感到非常安稳:"(锻炼之后)我就跟很多人一样,可以好好听别人讲话不分心了。现在我意识到,在我的人生里,锻炼就像是治疗ADHD的药物。"

你的精神世界的呢？人们一直认为，科学家试图去了解意识的做法有些虚无缥缈，这有点像试图去寻找生命的意义。但是现在科学家对意识的了解程度，就像你离智障一样远。最近的医学发现为我们提供了一套全新的工具来学习意识。这不仅是神经学家感兴趣的研究主题，物理学家、心理学家和哲学家也正在尽力弄清楚一些细胞的谜团，毕竟我们所生产的这些细胞可以意识到自己的存在。它们怎么能够理解自己是如何被造出来的以及自己在宇宙的时间和空间里占据了什么位置？

这项研究将我们引向何方？我们的意识在哪里？简单来说：我们不知道。我们甚至不知道意识是什么。历史上一些伟大的思想家提出了一些想法。例如，柏拉图（Plato）不相信我们的平凡之躯会创造意识。多才多艺的达·芬奇（Leonardo da Vinci）倾向于这样的理论：意识最可能与大脑相连，但位于其充满液体的空腔（即脑室）中。哲学家勒内·笛卡尔（René Descartes）觉得意识位于松果体（大脑中的一个小腺体，可以分泌用来调节睡眠和觉醒的褪黑素）。

虽然没有对这些前辈不敬的意思，但是现代神经学研究表明，上述这些看似高深的想法都是错误的。今天，没有人会对"我们的意识实际上产生于大脑中，而且并非来自某个单一的位置"的说法表示质疑。我们的嗅觉、视觉和听觉都有特定的中枢，但没有一个独立的意识中枢。相反，大脑皮层中的许多区域似乎组合在了一起，并以高级网络的形式协作，意识是额叶、颞叶以及感觉印象中枢（如视觉、听觉中枢）之间合作的结果。丘脑是大脑的一部分，它的作用就像一个连接点。它在大脑中的位置就像自行车车轮上的轮毂一样，轮辐从该轮毂向外延伸。这生动说明了：信息从大脑的不同区域（如感觉印象中枢）进入丘脑，然后再通过复杂的网络传递到其他区域。正是在这个网络中，我们的意识体验得以形成。

这与集中注意力有什么关系？是的，意识不仅从哲学和科学的角度来看是迷人的，也与我们的注意力和关注息息相关。你的大脑充满了无穷的活力，来自不同领域的信息都在你的意识中争夺一席之地。你的意识可以感受到你双手和双脚摆放在什么位置，房间温暖或寒冷，身体某个位置疼痛，你正在看到和听到的事物（这可能正是书中这句话），或是一辆汽车在街上鸣了喇叭。你的意识会依次感受着一切，并让你的大脑选择哪些需要关注（我当然希望你选择的是本书的内容！），哪些不需要。

多巴胺关闭了喧嚣按钮

假设你在一家咖啡店，正在阅读一本书。首先，你会隐约意识到人们在低语，但这种声音会在你的脑海里慢慢消退，你可以专注于你正在阅读的内容。即使你不再注意听别人的声音，你的大脑仍然记录着他们说的话。如果咖啡店里有人说出你的名字，即使没有主动去听，你也可能会做出反应。你大脑的一部分一定还在听，只是你没有意识到，你的注意力转向声音来的那个方向了。显然，这一切是自动发生的。大脑对处理印象有惊人的能力，我们无须参与其中，发出警报，就能努力将注意力集中在眼前重要的事情上。

我们需要多巴胺帮助感觉中枢躲避喧嚣的轰炸，并将注意力引向我们正在做的事情上。多巴胺除了提供奖励，还有许多其他的作用。它对注意力的集中也很重要。缺少多巴胺会让我们难以集中注意力而且焦虑不安，因各种背景噪音分心。我们时常都有这样的经历：感到不安、空虚，上蹿下跳，尤其在睡得不好，或者前一天晚上喝过酒时。

奇怪的是，你的脑海里还有另一种喧嚣，一种内在的噪音，它不源于感觉中枢。这种内在的喧嚣都是我们经历过的事情，它的存在不意味着我们会发疯。它可能是脑细胞自发活化引起的。这种作用具有持续性，但是你可能注意不到它的存在，因为多巴胺会把它剔除掉。但是，如果缺乏一个良好的多巴胺控制机制，这些内在的噪音就会像外界的噪音一样变得很烦人。神经测试表明，ADHD患者能听到更强烈的内部噪音，这些噪音会干扰他们集中精神并损害这种能力。内部噪音越大，注意力就越难集中。

有意思的是，如果多巴胺水平增加，那么内部自发的噪音就会停止。感觉中枢的噪音（例如咖啡厅的喧嚣）以及内在的噪音都会停止。这就像没有接收到电台信号时，电台背景中充满了静电刺激的声音。多巴胺降低了音量并静止了"嘶嘶"声。没有了干扰，人也就更容易集中注意力了。

提高专注力的天然药物

多巴胺水平过低或不正常分泌会导致喧嚣，多巴胺系统也因此无法被激活，并使人难以集中注意力。因此，显然下一步将是尝试治疗注意力不集中，并通过人工干预，稳固提升多巴胺的水平。这是大多数治疗ADHD的药物背后的机制：它们会提升多巴胺水平，从而使专注力得到改善。经过治疗后许多患者声称，他们觉得整个世界都更清楚、干净了，这可能是因为他们大脑内部和外部的噪声均已消失。然而，并非每个服用药物的人都会遇到这种情况。另外，并不是每个人都想吃药。再加上有的人只是偶尔难以集中注意力，没有吃药的必要。那么，有没有在不依赖药物的情况下提高多巴胺水平的方法？有——活动你的身体。

或许运动有助于集中注意力最重要的原因在于，体育活动能提高多巴胺的水平并且调整好你的注意力和奖励机制（不管你是否患有 ADHD）。如今，我们知道在运动后多巴胺水平会立即提升。训练结束后，多巴胺水平在几分钟内迅速上升，并维持几个小时的高水平。这会让你在运动后变得敏锐、专注和冷静。你的感觉更好，而且你更容易集中注意力。喧嚣也静了下来。

看起来，运动越剧烈，多巴胺水平会上升得越显著，因此从提升多巴胺的角度来看，跑步比散步要好。这也是为什么如果在第一次跑步或骑自行车后你没有立即感受到专注力的改善，也不应该就此放弃。因为你锻炼得越多，得到的多巴胺就越多。大脑似乎会增加越来越多的多巴胺，所以你跑步和骑自行车的频率越高，你的多巴胺奖励也就越丰富。这意味着，你每完成一次运动都会感觉更好，因为多巴胺也会影响你的幸福感，你也会变得更专注。换句话说，运动是改善专注力的有效药物，而且没有任何副作用。此外，随着你坚持运动，效果会越来越好。

大脑的老板

多巴胺对大脑额叶（位于额骨后面）有很多重要影响。额叶，特别是它的前部（前额叶皮层），正是大脑做决定的部位。前额叶皮层是大脑的老板，是大脑最发达的区域。在这里，大脑向着长期目标奋斗，而不是靠冲动指引。我们的高级认知功能也是如

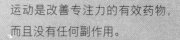
运动是改善专注力的有效药物，而且没有任何副作用。

此，这些功能（包括抽象、数学和逻辑的思维等）将我们与其他动物分开。

额叶也是控制我们集中注意力的主要区域。简而言之，我们的大脑深处会产生很多波动。额叶会抑制这种骚动，并像过滤器一样消除噪音，使我们能够集中精力。

等待奖励到来的耐心

额叶在我们的生活方式中扮演着关键角色。在 20 世纪 70 年代，心理学教授沃尔特·米歇尔（Walter Mischel）揭示了儿童等待奖赏的耐心（主要存在于额叶中的功能）可以预示他们未来的性格。米歇尔通过实验（观察 4 岁孩子是会选择立刻享用一颗棉花糖还是等 20 分钟享用两颗棉花糖），进行了延迟满足感的测试。然后发现，大多数孩子难以抵挡棉花糖的诱惑，只能在吃零食之前等待两三分钟。有些孩子可以多等一点时间，而有些孩子可以坚持整整 20 分钟，以得到两颗棉花糖的奖励。米歇尔对这些孩子进行了数十年的跟踪调查，指出那些可以将奖励延迟的人平均而言，成绩更好，完成的教育水平更高。这些人也比较不容易出现酗酒、吸毒和肥胖等问题。他们也能更好地处理压力。人们额叶功能的好坏在生命早期就可以被观察到，并且会产生终生的影响。

对于 4 岁的小孩来说，控制吃糖果的冲动需要严格的自律（对成人来说也是如此），这是一种与集中注意力有关的功能。一些孩子能在考试中脱颖而出的一个重要原因是，他们能够更好地集中注意力，从而在未来得到奖励。在一个研究视频中，你可以看到一些孩子在考试中紧张到了极点，疯狂地踢他们面前的椅子来分散注意力。当那些可以耐心等待奖励的人被问及他们是如何做到这一点的时候，许多人回答说，他们认为自己很快就会得到两颗棉花糖的奖励。

这种注意力的集中和延迟满足的功能就是执行力，也被称为认知控制（cognitive control），是沃尔特·米歇尔所谓的"冷却系统"中的一部分。诺贝尔奖得主丹尼尔·卡尼曼（Daniel Kahneman）称其为"系统 2 号"，这是大脑的一个更缓慢、更深思熟虑的系统。历史上的其他科学家和作者也给这个系统起了不同的名字，但他们基本上都是指同一个东西：起源于额叶和前额叶皮层中能控制冲动的高级思维系统。当身体活动时，这是一个在很多方面都能使其得到加强的系统。

是你控制你的大脑，而不是反过来

正如你之前在"从压力旁边跑开"那一章读到的，额叶是体育锻炼能最大幅度增强的大脑区域之一。就经常锻炼的人而言，额叶可以更好地与大脑的其他部位相连接，这对于影响和控制大脑其他部分的能力至关重要。经常运动的人的额叶中也会产生新的血管，这样可以更好地供血和清除代谢废物。这个通过走路或跑步来增强额叶的过程具有很强大的效果，但不是立即的。只在跑道上跑一圈，你是不会注意到任何变化的——要经过几个月的规律训练，才能观察到改变。

　　由于额叶具有可变性和可塑性，棉花糖测试的发明者，沃尔特·米歇尔谨慎地强调，这项测试并不意味着那些无法抗拒诱惑的人在以后的生活中注定会遇到困难。你也可以通过练习抵制诱惑，体育活动也许是其中一个非常重要的部分。不是你的大脑统治你，而是你通过你的行动来统治你的大脑。如果你想做最好的自己，请坚持运动。

ADHD 患儿需要锻炼和娱乐

　　你如果知道额叶和多巴胺对集中注意力有多重要，以及运动是怎样影响了整个过程的，就应该意识到，至少从理论上来说，通过运动来治疗 ADHD 是可行的。但是你也知道，理论和实际并不总能好好地结合在一起，那么科研（理论）能告诉我们的是什么？是运动对集中注意力非常有效甚至完全可以用来治疗 ADHD 吗？

　　一组科学家想要通过测试 17 名孩子来寻找这个问题的答案。这些孩子都异常活跃，有患 ADHD 的可能。经过 8 个星期的实验课程，这些孩子很享受每天上课前和下课后的额外体育活动。运动量是以让孩子们感到呼吸急促和心率升高为标准的。在 8 个星期之后，孩子们被安排接受一系列的测试，来检测他们的注意力水平和人际交往能力。同时，研究人员也询问了这些孩子的家长和老师是否观察到了孩子们的进步。

　　这些活动都起效了吗？是的。据父母、教师、研究人员和指导老师反馈，有超过 2/3 的儿童变得更加专注了。训练的效果在

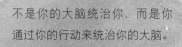

不是你的大脑统治你，而是你
通过你的行动来统治你的大脑。

一个被叫作反应抑制（response-inhibition）的行为方面特别显著。反应抑制的含义是，在每一个小冲动上都能采取抑制，这对于 ADHD 患儿来说往往是非常困难的。尽管实验取得了鼓舞人心的成果，但不容忽视的是，这只是一项非常小的研究。因此，科学家对 200 多名儿童进行了相同的测试。据估计，有一半的受试者被认为有很大可能患有 ADHD。在 12 个星期的课程中，孩子们每天玩半个小时，目的是让他们的心率提高。对照组的儿童则会进行较为安静的活动，如填色和画画。

这次科学家决定不采用一系列的心理测试，只简单地询问每天与孩子接触的父母和老师，他们观察到了怎样的变化。父母和老师被要求对孩子注意的事物、过度活跃、专注力和人际交往等方面的变化进行判断。结果是，活动组的孩子不仅在专注能力方面有所提高，情绪波动和发脾气的情况也较少。这种变化在家里比在学校明显。虽然所有游戏组的孩子都被观察到了相应的变化，但那些被认为患有 ADHD 的孩子，表现出来的变化更大。

运动不仅是燃烧多余的能量

在测试中，受试者规律地进行了长达几个月的体育活动，但运动 5 分钟就能改善专注力并减轻 ADHD 的症状。

运动对专注力的影响只需要很短的时间就可以表现出来——运动 5 分钟后，小孩的专注力就可以被提升，ADHD 的症状也会减轻！也许你觉得他们平静下来是因为燃烧掉了多余的能量。但事实并没有那么简单。运动对专注力的直接影响比通过运动消耗精力大得多。

每个人的专注力都提升了

目前为止，在我介绍的每个测试里，ADHD 患儿的专注力都因运动而提高了。但是对于我们呢？我们这些没有患 ADHD 的成年人也可以通过运动提高专注力吗？绝对可以！关于这一点，一项针对 200 对 17 岁同卵双胞胎展开的测试提供了生动的证据。为了衡量双胞胎的日常注意力水平，科学家让他们的父母在 14 个不同的项目上对双胞胎们打分，包括注意力、多动和冲动。3 年后，当双胞胎 20 多岁时，父母再次对他们进行评分，结果表明大多数双胞胎都在这段时间内提升了专注力。然而，有一部分受试者比另一部分受试者提升得更明显。这一部分受试者在空闲时间里参加了体育活动。活动得越激烈，专注力提升的幅度也就更大。

即使在同一对双胞胎中也是如此。双胞胎中的一个经常运动，而另一个不怎么运动。在这样的情况下，运动的那一个比他的双胞胎兄弟姐妹有更好的专注力。这是生活方式的差异导致的，而不是基因或环境因素。有趣的是，这项研究的参与者是20多岁但没患ADHD的成年人；尽管都是健康成年人，经常运动的人表现出的专注力和对冲动的控制能力还是比久坐的双胞胎兄弟姐妹更好。这个变化是观察一段时间后出现的结果，而不是即刻产生的效果。毕竟，父母的两次打分之间间隔了3年。

为什么运动能改善注意力？

说真的，为什么运动能改善专注力？我们可以回头找答案，因为这可能归功于我们的祖先在非洲莽原上的生活习惯。他们保持运动的原因并不是那些驱使你我在跑步机上跑步的原因。今天，我们中的大多数人跑步是因为跑步让我们感觉良好，让我们更加健康，并且防止我们长胖。我们的祖先想的可不是这些因素。他们跑步是为了捕捉食物或躲避危险；在这两者中的任何一种情况下，你都需要集中注意力。当身后有一只狮子，或者正准备抓一只羚羊时，你没有任何犯错的余地。在这种情况下，敏锐的注意力是一种生存工具。你的大脑能捕捉到越多的注意点，你生存的机会也就越大。我们的大脑自我们祖先在非洲莽原上生存以来并没有进化多少，所以同样的机制也适用于今天，即使当我们只是在活动身体时：我们的大脑认为我们正在参与一项事关生死的活动，我们需要全力以赴，这样大脑才会提升我们的专注力。

ADHD 也可能是一个优势

我们通常认为，注意力问题和 ADHD 是负面属性。这种想法并不奇怪，因为它们的症状必然对人造成了困扰，否则不会被确诊为疾病。然而，冲动和多动等品质也可以转化成为我们的优势。许多不安分的和被驱使的人会快速将事情完成，因为他们没有耐心等着。此外，许多成功的企业领导者和创业者都有些能让人联想到 ADHD 的特质。

ADHD 怎样才不会变成一个负面的特质呢？肯尼亚北部沙漠的阿里尔部落是一个很好的例证。这个部落的成员今天还在采用几千年前的生活方式，需要通过游牧来寻找水和食物。然而，在过去的几十年里，这个部落已经分裂成了几个族群。一个族群在某地定居，开始了农耕生活；另一个则依然保持着放牧、打猎的生活方式。

科学家们通过血液测试检查了不同族群的基因（特别是和大脑里多巴胺有关的基因）。这个基因叫 DRD_4，在每个人身上都能找到，它对注意力的集中至关重要。DRD_4 有一些亚型，其中一种在 ADHD 患者中出现率较高。尽管 ADHD 不是单个基因造成的，而且 DRD_4 也不是 ADHD 的罪魁祸首，但是它仍然是和 ADHD 有关的最重要的单基因之一。

检测结果显示，这个部落中的一些人携带和 ADHD 有关的 DRD_4 基因（这个名词有点抽象，在后文中将被简称为多动基因）。部落中的其他人携带其他的亚型——DRD_4 中和 ADHD 无关的亚型。后面的内容出乎意料。令人惊讶的是，携带多动基因的游牧部落比携带其他亚型的同族人的营养状况更好。换句话说，携带多动基因的狩猎者比其他人更容易找到食物。这个情况在农耕部落中展现出了相反的结果。携带多动基因的农耕者比其他的农耕者的营养状况更差。因此，多动基因对于狩猎者是有利的，而对于农耕者是有害的，这说明，对人们来说，同样的基因可能在某个环境下是优势，而在另一个环境下是劣势。但是我们不能指责基因，因为阿里尔部落被分裂成农耕和狩猎两个部分也不过几十年的时间。相反，我们可以从这些观察中得出一个结论，即与ADHD相关联的品质（冲动性和多动性）对于狩猎者来说是一个优势，因为他们需要在一个多变的环境中迅速做出决定。另一方面，农民对立即行动的需要没有那么迫切，因为在他们的环境中，更重要的是专注于远期目标并耐心地工作，在这种情况下，类似ADHD的特质可能会是一个障碍。

完美的ADHD环境

ADHD基因似乎对阿里尔部落的猎人来说是有用的，这引发了一些有趣的观点。它让我们相信，即使对我们的狩猎者祖先（大约一万年前，农业尚未发展起来之时，大部分的人都是狩猎者）来说，携带这种遗传基因也是有利的。在一个需要爬山、捕猎，并根据食物的位置在不同地点之间转移的环境中，不安和冲动可能意味着你有能力快速做出决定。对于有ADHD特质的人来说，这几乎是完美的。有史以来，我们人类在大多数时候都生活在这种环境下。从这个角度来看，我们意识到，ADHD对于人类的发展是一种福音。换个方向来想，如果冲动和过度活跃只会造成麻烦而不能提供任何便利，那么现在我们应该也不会遇到那么多患有ADHD的人，因为这些特征会被自然选择所淘汰。

有趣的是，ADHD基因不仅对狩猎者是有利的。它在游牧民族中似乎也更常见（我并不是指经常更换公寓或工作的"游牧式"，而是经常搬家的原始人）。这个基因似乎与搬家和探索新环境的愿望有关，换句话说，它是一种"探索者基因"。

有一种说法，人类起源于东非，并在过去的十万年中逐渐在整个地球上繁衍生息。发现新的环境并寻找未知的景观是我们的自然特质，对我们的生存至关重要。我们可以假设，这个潜在的探索动力在很大程度上来自那些在现在看来患有 ADHD 的祖先们。

大脑是为运动而生的

能说明在不同环境下单个基因既可以是优点也可以是缺点的例子，阿里尔部落不是唯一的一个。我们的社会也是如此。有些特质在一个社会里会引起麻烦，在另一个社会（或工作场合中）却可能受欢迎。问题在于，现在能适合 ADHD 特质的场合并不多。冒险和冲动很少能获得当今世界的认可。这些都是我们试图避免并强烈劝阻我们的孩子产生的行为。

换句话说，如果你是非洲莽原上的狩猎者，那么 ADHD 才是一种优势。现在我们不需要寻找食物——我们在杂货店就能买到食物。有一个促使我们去探索未知环境的基因不是什么大不了的事情，我们不会因为找到一个可以安顿下来的新的、未知的肥沃山谷而得到任何回报，因为已经没有新的大陆需要我们去寻找了。相反，我们会因为静不下来受到惩罚。ADHD 所带来的敏锐感觉能让人们观察到非洲莽原上猎物的微小动作，这增加了人们捕猎成功的概率。然而，在学校，学生如果时常因为周围的微小声音而分心，就无法专注于老师在黑板上所写的东西，并且会受到惩罚。现代社会对于 ADHD 患者来说，是个巨大的挑战。一度被认为是有帮助的东西已经成了现代都市的祸害，更别说我们还试图通过吃药来消灭祸害。

因此从进化的角度来看，把 ADHD 看作纯粹的负面因素还是太片面了。我们也知道，除了药物之外，还有其他一些方法可以解决 ADHD 引起的问题。其中一种就是改变你的生活方式，并尝试朝着我们进化之前的方向改变。我们不能回到非洲大草原，但我们可以在跑道上跑一跑或者去健身房锻炼一场。这样做，我们将会更好地适应这个被我们迅速改变的、对我们的认知能力提出了很高要求的世界。

也许这就是为什么锻炼对患有 ADHD 的人来说有许许多多的好处。他们达到了远古时代对运动量的要求（这一要求对他们来说曾是至关重要的）。每个人都有一个为运动而建立的大脑，但是患有 ADHD 的大脑尤其需要运动！正如运动和体育锻炼能帮助 ADHD 患者集中注意力一样，它也可以帮助我们普通人找回偶尔走失的注意力。毕竟，我们都落在 ADHD 频谱的某个位置。

正如你在本章中看到的那样，注意力不集中并不是单一事件导致的。伏隔核（即奖励中心）在不同人中的校准功能不同，这会影响注意力的集中程度。大脑的内部噪声水平可能因人而异，而额叶在消除噪音、集中注意力的效果方面也有好有坏。

换句话说，注意力的分散可能有多种原因。这些原因的共同之处是，他们都会受到体育锻炼的影响。进一步讲，一旦我们改变了久坐的习惯，我们的专注力就会提升。

正如运动和体育锻炼能帮助 ADHD 患者集中注意力一样，它也可以帮助我们普通人找回偶尔走失的注意力。毕竟，我们都落在 ADHD 频谱的某个位置。

锻炼抵制喧嚣

如今，我们能用两天时间生产与 2003 年之前的人类历史上产生的全部信息一样多的数字信息。我们每天淹没在计算机和智能手机生成的海量数据中，这个数据流似乎不会在短期内放慢脚步。同时，我们的大脑（我们希望得以处理这些大量信息的部位）在过去的几千年中几乎没有任何变化。

所以，我们难以集中注意力这一点并不奇怪。我们需要一些帮助，进而适应这种信息的流通。这个问题的最直接答案不仅是看病和吃药。我们也应该好好审视一下我们的生活方式，看看我们可以做些什么来集中我们的注意力。

研究结果清楚地表明，真正让我们获得额外"专注力"的事物是体育锻炼，而不是营养品或训练认知能力的手机应用。体育活动使我们能够更好地适应一个离我们进化的起点越来越远的世界。正因如此，你应该看看锻炼对注意力的影响。我希望本章能够使你意识到，无论你是孩子还是成人，也无论你是否患有 ADHD，良好的锻炼都能帮助你提升专注力。

久坐摧毁你的思维

你可能已经在公众号看到很多标题是"久坐是万病之源"的文章了。实际上，不运动还有更严重的后果：你的思维会变得更迟钝。美国科学家们对3200名美国年轻人做了25年的跟踪调查。在调查中，他们记录这些年轻人参加体育运动的时间和坐着看电视的时间。除此之外，科学家们还对年轻人们做了不同的心理测试，来衡量他们的记忆力、注意力和认知的速度（即思考的速度）。

结果显示，久坐的年轻人的注意力和记忆力都较差。他们思考的速度也比较慢。而且这样的差异可能十分巨大。每天至少坐着看3个小时电视的年轻人最终的测试结果都很糟糕。"电视傻瓜"（dumburken）的称号名副其实！

本书的大部分内容都在介绍运动对大脑的即时影响，而在这个实验里，科学家们通过25年的研究观察到的是长期的影响。这说明体育活动对我们的精神健康有多么重要，即使长期来看也是很有效的。久坐不仅让你精神不集中、焦虑、抑郁，还让你的思维变得缓慢、认知功能受损。

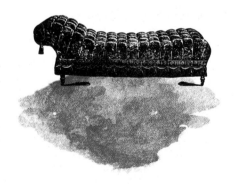

改善注意力的妙方

能跑步就不要散步。你运动得更剧烈，你的大脑便会释放更多的多巴胺和去甲肾上腺素（noradrenaline）。在理想情况下，你的心率应达到自身极限值的70%～75%。如果你40岁，心率应不低于130～140次/分。如果你50岁，心率应不低于125次/分。

要达到提升专注力的目标，你最好早上锻炼。在白天（或者至少在中午之前）锻炼，让效果早点产生。因为锻炼所提升的专注力会在几小时后逐渐减弱，我们大多数人需要在白天集中注意力，而不是在晚上。

如果可以的话，锻炼30分钟。实际上，你需要至少锻炼20分钟，但是锻炼30分钟，你就能充分享受注意力集中的好处。

坚持锻炼！运动对注意力集中（以及紧张和身体健康）的影响需要过一段时间才能看出来，所以不要放弃！要收获这些回报，你必须有耐心。

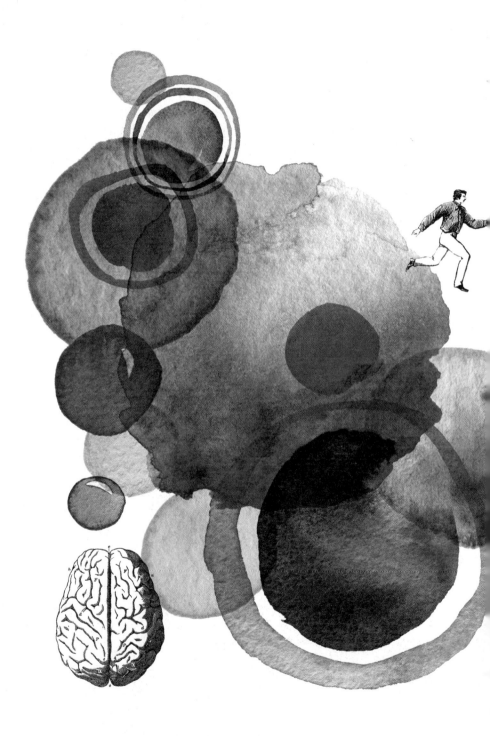

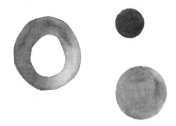

第 4 章　真正的快乐药丸

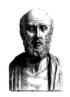

如果你的心情不好，去散个步。如果你心情还是不好，那就再散个步。

——希波克拉底（Hippocrates）

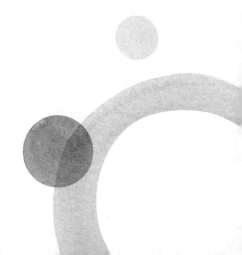

几年前，11月的一个晚上，我们医院急诊科的一位同事要我去看一个40多岁的女士。他简短地介绍了一下这位女士的病史，其中只包含几句话："健康女性，在过去24小时里突然极度疲惫，常规检查、CT（计算机断层扫描）和CAT扫描结果正常，她是不是得了抑郁症？"

　　那个女士告诉我，她那天感到非常疲倦。她深信自己已经感染了某种罕见疾病，并且不相信她最近所做的测试得出的"正常结果"。"你们肯定有所疏忽。"她说。起初，当我问她最近的生活怎么样的时候，她不明白我为什么要问这个，但她解释说她过去一年过得非常紧张。她工作得不开心，因为不仅工作量增加了，工作任务也变得越来越不明确。她和她的丈夫也买了一栋房子，正在装修。可以说，她在工作上和生活上都有很多事情在忙，但这些也不是新鲜事。这对她来说是正常的事情，而且从未影响过她。

然而今年秋天，一切都变得不一样。她感到越来越疲惫。她变得越来越退缩，也懒得联络朋友。她曾经很喜欢骑马（她一度参加马术竞技）和读书，但她已经一年多没有去过马厩，也几乎记不起上次翻书的时间。生活的紧张感对她来说也消失了，她难以长时间专心阅读。

一天早上她醒来，却很难从床上爬起来了。就像无精打采导致了瘫痪一样，最后是她丈夫把她带到急诊室的。我同事在第一次见到她时，认为这可能是感染导致的，但血液化验的结果是正常的。病人大脑的 CT 扫描也是完全正常的，并没有任何可疑地方。当我的同事建议她与精神科医生会面时，那位女士犹豫了一下。毕竟，她所遭受的是身体上的病痛！而且，她从未有过精神问题。

结果表明，这位女性患有抑郁症，而不是医生疏忽的隐疾。意识到这一点后，她问我该如何治疗。我解释说，她应该稍微放慢一下工作的节奏，休息一段时间或减少工作的时长，而且我们可以用抗抑郁药试一试。治疗[①]也是对付抑郁症的手段之一。这位女士的母亲曾服用过抗抑郁药，但这些药物产生了不良副作用，所以这位女士不想服用任何药物，而且对治疗也犹豫不决。还有什么别的方法吗？我说，锻炼的疗效与药物治疗相同，但要求每次至少跑 30 分钟，最好每周跑 3 次。体育锻炼需要几个星期才能生效，可一旦生效，便能达到服用抗抑郁药的效果。

对她来说，每周跑 3 次并不是一个现实的目标，所以我们决定让她定期散步。前几天她每天只能比前一天多走 10 分钟，但

---

① 如认知行为疗法。——编者注

逐渐能走得更长、更快了。3 个星期后我在医院再次见到她，她仍然感觉疲惫，但至少有了些精力去慢跑 15 分钟。

又过了几个星期，我的这位病人加大了运动量。离她第一次去急诊室 4 个月后，她已经可以一星期跑 3 次，每次都跑接近 1 个小时了。她身体上的转变也是巨大的！她说，她不仅睡得更好了，而且做什么事情都变得更利索了。她的短时记忆力和专注力都有所提高。她过去对琐事的焦虑消失了，也不会过度紧张了（无论对工作还是家庭）。她又开始骑马，并重新与她的朋友们取得了联系。此外，她也处理好了在工作中遇到的问题，得到了她一直想要的工作指导方案。据她的家人说，这前后有着惊人的差异——"妈妈回来了。"

让她特别开心的是，这些问题都靠跑步解决了。在开始时，开始体育锻炼确实需要下很大的工夫，但后来则变得容易很多。能取得这样的成就，的确要归功于她坚持锻炼，而锻炼也给她的自尊心带来了很大的帮助。

只能从生病、筋疲力尽或者压抑中做选择吗？

大多数人都会在某种程度上感到低落和沮丧。然而，如果你一周又一周地持续不开心，在思考未来时感到没什么希望，并且不再满足于参与你过去喜欢的活动，那么你就是抑郁了。抑郁症的症状因人而异：一些人感到疲惫不堪，以至于早上几乎不能起床，而另一些人则感到非常焦虑，以至于晚上无法入睡。有些人食欲不振，体重下降，而另一些人则饿得很快，迅速发胖。抑郁症有很多种类型，但它们都有共同的特点，即患者会承受的巨大

> 锻炼本身就是抗抑郁药。它没有副作用，对每个人来说都有效。

痛苦。

今天，几乎每个人都知道可以通过吃药来治疗抑郁症。许多人也意识到锻炼对身体健康有好处，但大多数人不知道它有多大的影响，不知道锻炼本身就是抗抑郁药。它没有副作用，对每个人来说都有效——无论你是只有一点抑郁或是被深度抑郁症支配着。

体育锻炼适用于所有类型的抑郁

正确定义什么是抑郁症常常是一个挑战——我们中的很多人都会有一段时间感到失落，但并不是抑郁。以下是用于诊断抑郁症的 9 个标准：表现出抑郁或易怒的情绪；对曾经很感兴趣的事物失去兴趣；晚上睡不好或睡得太多；躁动不安或无法静坐；疲劳和失去了精力；感觉毫无价值或内疚；注意力不集中；体重减轻或增长很多；经常产生死亡或自杀的想法。要被诊断为抑郁症患者，这 9 个标准必须满足至少 5 个。但是如果你只满足列表中的 4 个标准呢？你可能感觉自己完全没有价值，一切努力似乎都是徒劳的，你的食欲几乎消失了，你的睡眠很糟糕。很明显这样的感觉并不良好，但从临床的角度看，你并没有患上抑郁症。这个例子说明精神病学并不是一门精确的科学，基本上都是靠主观

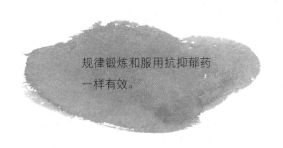

规律锻炼和服用抗抑郁药
一样有效。

经验。化验血液或照 X 光都不能判断你是否抑郁。我们在精神科专业中使用这些诊断标准（你可以在网上找到）是因为缺乏更好的诊断方法，应将其视为辅助手段而不是绝对真理。像 ADHD 一样，抑郁症是一个很大的灰色地带。

如果让症状不够严重的人的吃抗抑郁药，那么这种药通常没有效果。然而，运动不同，即使那些只是感觉不太好、并不会被诊断为抑郁症的人也能感受到疗效。无论抑郁程度如何，锻炼都能使人感觉更好，消极想法逐渐消失，自尊得到提升。当我告诉我的病人们跑步和抗抑郁药物疗效等同时，他们大多很惊讶——很少有人听说过这种事情。我想知道为什么这么多人都不清楚规律锻炼在抑制抑郁症方面与药品一样有效。大多数人似乎怀有这样的信念："这要是真的，大家早就知道了吧？"这种广为流传的理解误区的原因非常简单——全都因为钱。

百忧解与锻炼

1987 年 12 月 29 日，美国最强大的政府机构——美国食品药品监督管理局（FDA）决定批准销售药物氟西汀（Fluoxetine），使其成为近 20 年来美国国内第一种新型抗抑郁药。即使在它被推出时，许多人仍然不相信抑郁症具有生物学根源或者源于大脑，但这种药物仍然取得了巨大的成功。氟西汀以百忧解（Prozac）的商品名上市销售，不久之后它不仅成了世界上销售范围最广的药物之一，也成了有史以来最知名的品牌之一。

数以千计的文章和书籍应运而生，其中包括另类的回忆录《我的忧郁青春》（*Prozac Nation*）。说唱歌手 Jay-Z，甚至还有电视剧《黑道家族》（*The Sopranos*）里的主角托尼·瑟普拉诺（Tony Soprano），都服用百忧解。

从原理看，氟西汀可以抑制 5- 羟色胺（serotonin）的再摄取，从而增加脑细胞之间活性 5- 羟色胺的量。氟西汀属于一组称为选择性 5- 羟色胺再摄取抑制剂（SSRIs）的药物。在其发布的短短的几年内，几种类似的药物在市场上发售，都取得了巨大的成功，并被全世界数百万人服用。但是，随着销售量的迅速增长，人们开始观察到，这类药对大约 1/3 的用药者是没有效的，对另外 1/3 的效果也有限——尽管他们感觉更好，但仍然很沮丧。许

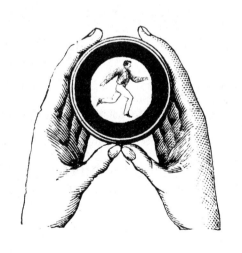

多用药者产生了副作用，如睡眠障碍、口干、恶心和性欲低下。尽管有些副作用只是暂时的，但用药者们仍然对这些副作用感到不满，就在药品真正起效之前停止了用药。

医生、科学家，尤其是那些患有抑郁症的人，开始怀疑是否还有其他不涉及药物的治疗方案。不意外地，他们开始考察体育锻炼对抑郁症的疗效。早在 1905 年，精神病学学术期刊《美国精神错乱期刊》（*The American Journal of Insanity*，这个刊名在今天看起来特别不靠谱）发表了一篇关于运动与感觉之间的联系的科研论文。

1980 年底，我们开始系统地比较体育锻炼和药物对抑郁症的治疗效果。目的是弄清楚体育锻炼能否提供与药物相同的效果。

当然，这项研究并不是由制药公司赞助的（这项研究不能勾起他们的任何商业兴趣），而是由医学院赞助的。这就是为什么这些研究的投入远远低于药厂开发新药时提供的资金。

一个突破性的进展是，美国心理学家詹姆斯·布鲁门塔尔（James Blumenthal）找来了 156 个患有抑郁症的人——对于这个研究领域来说，这已经是规模很大的研究了。布鲁门塔尔把这一百多个受试者随机分成 3 组。一组服用左洛复（Zoloft，处方上最常见的抗抑郁药物之一）。另一组运动 30 分钟，一周 3 次。最后一组既运动又吃药。

4 个月后，该是检查结果的时候了。大部分受试者的感觉好多了，以至于他们不能再被视为抑郁症患者了。这个研究最重要的结果是，运动组中症状改善的受试者的人数比例和吃药组是一样的。换句话说，体育锻炼和抗抑郁药在这个群体中疗效相当。

从长远来看，锻炼更健康

尽管取得了令人瞩目的成果，布鲁门塔尔也没有停下追求真相的脚步。他决定对受试者跟踪得更久一点，看看体育锻炼所带来的积极效果是否能持续4个月以上。说起来也有道理，因为人们往往意识不到，抑郁症是慢性病，只会在脆弱时表现出来——许多人在大部分时间里都感觉良好，并相信一切都会恢复正常，但其实很容易再次陷入抑郁症的泥潭。我们脚下的冰面比我们想象的要薄得多。

结果是，6个月后，在检查这3组受试者时，布鲁门塔尔发现了有趣的观察结果。在那段时间里，受试者没有被分成不同的小组，而是可以自行选择想做的事。有些人选择了锻炼，有些人选择了理疗，其他人则服用了药物。谁表现更好？其实，那些选择运动的人似乎是最不可能复发抑郁症的——这6个月内，复发比例只有1/10～1/8。另一方面，服用药物的人群中抑郁症的复发率则高达1/3至38%。因此，锻炼不仅在抵抗抑郁症方面提供了与药物治疗相等的屏障，还发挥了比药物更强的保护作用。

研发一种抗抑郁药需要花费数十亿美元，而跑步就能达到和服抗抑郁药同样的疗效，这听起来太好了，甚至有些难以置信。那么从长远来看，锻炼在克服抑郁症上产生的效果是否会比药物更好？是的，这正是这个研究告诉我们的。这个研究结果确实惊人，也很自然地被发表了出来，但它是否得到了与抗抑郁药相同的媒体曝光率？不，他们没有得到同等程度的关注。

抗抑郁药花了数十亿美元来宣传。相比之下，"运动也同样有效"的宣传又花了多少钱？很可能几乎没有。当然，这类消息无法带来同样的商业利润。没有人会像卖药一样到处兜售体育锻炼，毕竟卖药能赚很多钱，而且药厂在市场营销上的投入几乎是没有限制的。这就是为什么很多人不知道体育锻炼对于治疗抑郁症有惊人效果。

锻炼有益的更多例子

布鲁门塔尔的结果并不是独一无二的。最近，一些科学家决定总结有关锻炼治疗抑郁症的论文。从 20 世纪 80 年代起，已经有几百篇的文章阐述了锻炼对抑郁症的疗效，科学家们从中选出了最好的 30 篇。其中，有 25 篇说明锻炼可以防治抑郁症。在这种情况下找出这么多有益的结论挺不容易。看起来，研究终于得出了明确的结论——锻炼确实在治疗抑郁症方面有显著效果。跑步对治疗抑郁症最有效，但是很多文献指出，散步也是有效的预防方法。就算是每天散步二三十分钟也能消除抑郁症，让人的心情变好！

这些研究的目的是看体育锻炼能否治疗抑郁症，并不是去发现抑郁症的病因。要想知道病因，我们得来看看那些大脑用来控制我们的物质：多巴胺、5- 羟色胺和去甲肾上腺素。

大脑不是一碗化学汤

多巴胺、5- 羟色胺和去甲肾上腺素是脑细胞间传递信号的物质，用科学术语来说，它们叫作神经递质，能影响我们的感觉。三种神经递质的缺乏与抑郁症有关，许多抗抑郁药物都通过增加这些神经递质的水平而发挥作用。选择性 5- 羟色胺再摄取抑制剂是世界上最常见的抗抑郁药物类型，顾名思义，它提高的是 5-羟色胺水平，此外还有提高多巴胺和去甲肾上腺素水平的药物。

多巴胺、5-羟色胺和去甲肾上腺素的作用不仅是让你感到沮丧或不沮丧。它们对你的人格构成和认知能力也很重要，比如注意力、积极性和决策。

5-羟色胺具有抑制作用，可调节大脑的活动。5-羟色胺可以镇定过度活跃的脑细胞、抑制整个大脑的活动，来减少担忧和焦虑。基本上，5-羟色胺创造了冷静、和谐以及内在力量的感觉。缺乏5-羟色胺会让你感到躁狂和焦虑。

去甲肾上腺素会影响你的警觉、注意力和专注水平。低水平的去甲肾上腺素可以使你感到疲倦和沮丧，反之则会让你感觉头晕、过度活跃，无法安顿下来。

多巴胺是大脑奖励系统的核心，会影响你的积极性和意志力。美食、社交和性交都会提高多巴胺水平，这反过来会让你想要得到更多。社交媒体上的每一个"赞"都会让人释放一点多巴胺，这让你想一次又一次地打开手机，看看自己是否已经得到了更多的"赞"。所有成瘾药物，如安非他命、可卡因和尼古丁都会引起多巴胺水平升高。多巴胺对注意力和决策也非常重要——你已经在前面"让注意力更集中"一章中读到了。

要是能从此得出这样的结论：所有抑郁症患者都缺乏5-羟色胺、去甲肾上腺素、多巴胺，只要用药物替代缺失了的神经递质就行，那就太好了。可惜，如果把大脑想象成一碗由5-羟色胺、去甲肾上腺素和多巴胺组成的"化学汤"（缺了一种物质就要得抑郁症），那未免太简单了。我们没办法确定一个人到底缺了5-羟色胺、去甲肾上腺素或多巴胺中的哪一种。

一个原因是，这些物质在大脑相互连接成了一个庞大的系统，它们不仅相互影响，还影响整个系统，对我们的健康至关重

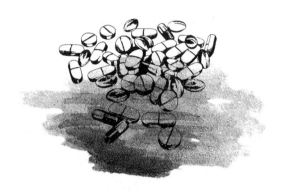

药物的确有效

需要强调的是，抗抑郁药物的确有效。它们已经拯救和治愈了数以百万计的人。任何患抑郁症的人都可以考虑吃药和寻求专业医师帮助。

本书并不旨在让患者选择吃药或者锻炼，也不建议因跑步和骑车可以治疗抑郁症而停止用药。最好的治疗方法是让两者结合起来，这样能使功效最大化。对那些觉得吃药没效果的人来说，锻炼是一个好的替代方法。锻炼也可以成为服药后产生强烈不良反应的患者的一个选择。

我想要强调的是，这本书并不是要谴责抗抑郁症药物。而是要说明体育锻炼对大脑的作用。我自己也担心，锻炼能否和药物产生同样的效果，尤其是对于那些感到吃药特别有效的人来说。但是，我觉得体育锻炼的作用还是被低估了——这就是我写这本书的原因。

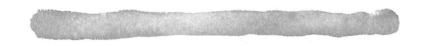

要。这个系统非常复杂，我们离充分了解它还有很长的路要走。我们应该将大脑看作一个各部分之间相互影响的高级网络，而不是一碗盛着各种不明材料的汤。

尽管机制如此复杂，我们还是不能否认 5- 羟色胺、去甲肾上腺素和多巴胺在影响我们的情绪方面的重要作用——药物和体育锻炼都可以提升它们的水平。体育锻炼的效果一般在锻炼后数小时之内就能被感知到。如果你规律锻炼，这些物质的水平可以随着时间流逝而升高——不仅仅在刚锻炼后，还包括锻炼后的24 小时内。体育活动可以像抗抑郁药一样提升体内的 5- 羟色胺、去甲肾上腺素或多巴胺的量。

大脑里的神奇物质

有一个和抗抑郁药有关的巨大谜团。抑郁症患者服药后，5-羟色胺和多巴胺的水平会立即升高，但是患者的感受并不会立刻变好。抗抑郁药物一般需要几个星期才能完全控制抑郁症（和体育锻炼需要的时间一样）。多巴胺和 5- 羟色胺升高得很快，但是抗抑郁的效果要几个星期后才能追赶上来。

如果 5- 羟色胺和多巴胺对于我们的情绪有那么重要，我们应该很快就体会到效果才对，然而事实却并非如此。也许这两种物质的增加（不管是通过吃药还是体育锻炼）只是大脑中发生的第一步反应，要想真的起效，说到底还是要靠"别的物质"。那会是什么呢？在神经学中，越来越多的科学家开始注意到一种所谓的大脑里的神奇物质。这种物质叫作脑源性神经营养因子（BDNF）。

BDNF 是大脑在大脑皮层（大脑的外层）和海马中制造的一种蛋白质。将某种东西称为"奇迹"时（特别是在医学研究中），我们必须小心谨慎。但事实是，鉴于 BDNF 对大脑的积极影响，这种称号是实至名归的。

脑细胞在接收 BDNF 时，会被保护起来，免受其他物质的伤害和破坏。脑细胞如果面临缺氧、低血糖状况，受到自由基或其他物质的攻击，就会受损或死亡；但是，它们如果先接收了 BDNF，就获得了防御。如果经历了脑损伤（中风、脑外伤），人脑就会迸发出 BDNF（可能是为了拯救自己）。BDNF 对于大脑来说就像是救援小组，可以抵御损伤，就像白细胞可以释放出抗体来帮助身体对抗感染，或像血小板可以封堵住伤口来对抗创伤一样。

BDNF 就是这样保护脑细胞的。除此之外，BDNF 还监控新的脑细胞的形成，帮助这些新生细胞在它们的生命早期存活下来。BDNF 可以增强脑细胞之间的连接，这对提升学习能力和记忆非常重要。BDNF 还可以让大脑的可塑性变强，减缓脑细胞的衰老过程。BDNF 的好处太多，多到让人难以相信。简单来说，BDNF 就是大脑的自然肥料。它对孩子、成年人和老年人大脑的健康都很重要。

这和抑郁症有什么关系呢？是这样的，抑郁症患者的 BDNF 水平较低，研究者们已经在自杀者的大脑中观察到了这一点。如果抑郁症患者接受了治疗，BDNF 的水平就会升高。但这还不是 BDNF 的全部功能。它既和抑郁症有关，也和人格特质有关。具有神经质（Neuroticism）人格的人脑内 BDNF 水平普遍较低！

提高脑部营养水平

现在有一个大问题：我们如何能够拥有更多的 BDNF 呢？疯狂吃药可以吗？不幸的是，不行，因为它会被胃酸破坏掉。即使有办法保护 BDNF 免受胃酸的伤害，它也无法通过血脑屏障[①]（blood-brain barrier）。如果我们将 BDNF 直接注射到血液中，也会发生同样的情况——不能通过血脑屏障。从理论上讲，人们可以在颅骨上打个洞，并将 BDNF 注入其中，但谁会愿意这么做呢？

但是，有一种方法可以以自然的方式提升 BDNF 的水平，并且是滚动式的——请！锻！炼！没有什么让大脑制造 BDNF 的方法比运动更有效了。我们在动物实验中已经看到，大脑在体育活动开始时便立刻制造这种物质，并在停止后的几个小时内仍然保持分泌。当心率在正常范围内升高时，似乎也会产生大量的 BDNF。即使大脑在第一次锻炼之后就可以产生 BDNF，但是随着时间的推移，大脑每次锻炼时产生的 BDNF 都有所增加。假设你每周运动两次、每次进行 30 分钟，你的大脑在每次跑步中所产生的 BDNF 会越来越多，而你却不必跑得更远或更快。即使你停止锻炼，BDNF 水平还将持续提高两周，然后才开始下降。这意味着，仅从 BDNF 的角度来看，你不必每天都锻炼身体。

心血管训练负责增加 BDNF 水平，而力量训练似乎没有相同的效果。如果想获得更多的 BDNF，你需要进行有氧运动，保持训练间隔，最好规律地进行激烈的运动。在运动时提高心率非常

---

① "血脑屏障"是血液循环系统和大脑之间的一种屏障，用以过滤进入大脑的物质。——译者注

重要——如果不能总是达到，那就时不时地达到。

所有问题都源于 BDNF 吗？

感到沮丧和低落的原因有很多种。有的人可能是因为经历情感创伤，例如离婚或亲友去世。有的人可能是因为长期的紧张。如果你的身体里长期存在高水平的皮质醇（应激激素），你患抑郁症的风险就会提高。类似这样，你也可能在极度紧张后产生抑郁，比如威胁到生命的时刻。

但是许多抑郁好像没有出处，这也是当今人们正在观察的事情，目的是找出抑郁症的根源。目前看来，造成抑郁症的原因除了外界的因素，还有来自大脑本身的原因。不知何故，抑郁症似乎会从身体内部开始，并在令人意想不到的地方崛起。除此之外，超重或肥胖会增加患抑郁症的风险——这不仅由于他们因为外表而感到羞耻或被过度关注（尽管这可能是一个促成因素），还因为某些纯粹的生物学机制。脂肪组织可能会释放一种能影响大脑的物质，反过来导致抑郁症。人们也怀疑了几种物质。脂肪组织不仅被当成了能量的来源，还不断给身体其他部位发送信号，报告现有库存。这些信号是在不同物质的帮助下发送的，其中几个会影响我们的大脑以及我们的感受。

我们也知道，激素失调（比如女性的雌激素水平波动）的人更容易患上抑郁症。此外，我们身体内若有持续的低度炎症也可能增加患抑郁症的风险。一些能抑制炎症的药物似乎对抑郁症有效。

所以，抑郁也可能有很多原因。这是否意味着肥胖、受到干扰的雌激素水平、炎症和应激激素皮质醇之间有一个共同的联

奇迹物质的奇迹由来

意大利医生兼研究者丽塔·列维－蒙塔尔奇尼（Rita Levi-Montalcini）在 20 世纪 30 年代为大脑能创造自身肥料的研究奠定了基础。由于她是犹太人，意大利法西斯政权禁止她进行科学研究，也剥夺了她在都灵大学的科学家职位。在二战期间，她不得不逃难，但她从未放弃研究。尽管她既没有职位也没有实验室，还是继续在家里的卧室中，用针线包中的物品进行研究。

她用鸡胚作为研究神经系统的测试对象。有一天，她在用鸡胚培养小鼠肿瘤细胞时发现了一些奇怪的事情。这些神经细胞在鸡胚中以破纪录的速度生长，并且长在了一些原本没有足够空间的部位，例如血管。唯一合理的解释是，肿瘤细胞分泌了某些物质使神经细胞快速生长。直到 20 世纪 50 年代，她和德国教授维克多·汉贝格尔（Viktor Hamburger）一起，解开了这种小分子分泌物的谜团：神经生长因子（NGF）。

列维－蒙塔尔奇尼很快认识到，NGF 并不能刺激所有类型的神经细胞生长，必须将好几种物质配合在一起，才能刺激神经的生长。在 20 世纪 80 年代，一种类似 NGF 的物质被发现。这种物质被叫作 BDNF——脑源性神经营养因子。

你如果觉得科研是一件速成的事情，就不要去做科研了。直到 1986 年，列维－蒙塔尔奇尼才因她的突出贡献被授予诺贝尔医学奖。列维－蒙塔尔奇尼一直工作到九十几岁。她逝世于 2012 年，享年 103 岁，是当时最年长的诺贝尔奖获得者。

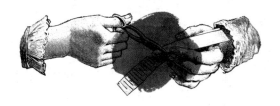

系？结果似乎是肯定的，它可以被归结为四个字母：BDNF。事实上，这些疾病都可能影响BDNF。应激几乎能立即导致BDNF水平下降。而体重超标、雌激素水平受损、炎症也会导致BDNF水平降低，接着就可能让我们感到沮丧。换句话说，BDNF似乎在抑郁症的发展过程中发挥着重要作用，甚至可能起关键作用——无论抑郁症的根源到底是什么。了解这一点后，我们应该确保提高我们的BDNF水平（可以通过锻炼来做到这一点）。无论抑郁症的原因如何，锻炼都会有所帮助。

抑郁症的出现也有一部分来自基因的原因，如果父母一方患有抑郁症，那么子女患抑郁症的可能性也会增加。但是如果一些人携带这方面的基因，那么这与BDNF的影响有关联吗？完全有，它们就是相关的！BDNF因人而异，而且有些BDNF的基因亚型在抑郁症患者中比较常见。事实上，BDNF是可以被用于研究抑郁症基因的物质之一。

新的脑细胞对抗抑郁

抑郁症患者的大脑有萎缩的倾向。不过，每个人的大脑都有这种倾向。从25岁开始，大脑的体积每年减少0.5%，只是减少的速率在抑郁症患者中要快一点。这可能是由于新形成的大脑组织还不够弥补失去的部分。现在我们知道的是，成年人也能生成新的脑组织（我们会在后面一章"跑出好记性"中详细介绍），但是在抑郁症患者的大脑里，新生的过程会被抑制。

科学家当前的想法是，抑郁症是因为没有足够的新生脑细胞造成的，即不是因为抑郁导致了新细胞的产生速度减慢，而是反过来，新生细胞的缺乏导致了抑郁。有很多研究结果指向这个假设。如果给老鼠服用抗抑郁药，海马中新生脑细胞的数量将会提高 50%。这个数量不是在一夜之间产生的——脑细胞需要几个星期的时间来生产。这个时间跨度和抗抑郁药起效时间一致。这是巧合吗？如果这两件事情之间有联系，而且很多证据显示它们之间可能有联系，就意味着抗抑郁药能促进新生脑细胞的形成并且消除焦虑。

药物不是促进新细胞形成的唯一办法，体育锻炼也可以。很少有东西能像体育锻炼一样加速脑细胞的新生。新的脑细胞不只对抑郁症患者有益——无论我们的心情怎样，它们都在我们的大脑里起了重要作用。即使是没患抑郁症的人也会从新细胞中受益。那么，哪种物质负责再生大脑的细胞呢？你肯定已经猜到了：是 BDNF。

自我效能感可以治愈你

抑郁的时候大脑里会发生如下事件：多巴胺、5-羟色胺、去甲肾上腺素和 BDNF 的水平下降。生成的新细胞变少。暂且不关注哪一种变化的影响最大——这一点我们目前也不知道（它们极有可能是共同协作的），但是我们知道体育锻炼一定是有帮助的。

除了对新生脑细胞、多巴胺、BDNF 等化学物质的生物学作用，也有其他的原因可以解释为什么体育锻炼对抑郁症来说是有效的治疗手段。一个原因是，就像我在急诊室遇到的那位女病人一样，你也可以自己对抗疾病。你正在积极地对抗疾病（在那个案例里，病人开始进行体育锻炼）。在学术界，我们说的自我效能感（self-efficacy），一般是指"你认为自己有完成某项任务的能力"。自我效能感听起来也许有点空洞，但它的确是一个被广为接受的心理学概念。你可以通过规律锻炼来增加自我效能感，并且让自己感到开心。这对孩子来说也很重要。

感到失落和抑郁是心理上的一种停滞，让你觉得自己不能再做好生活中的任何事情——即使慢慢来也不行，大脑已经不再像以前一样对事物产生兴趣了。锻炼身体会带来完全相反的作用。抑郁通常表现为不和其他人来往、不再参与曾经感兴趣的活动。这样造成的结果是，大脑受到的刺激越来越少，你的感觉也越来越糟，这便形成了一个恶性循环。美国哈佛大学的精神病学家约翰·瑞迪（John Ratey）把抑郁描述成连接问题，这包括人与人之间的社会连接和抑郁症患者大脑脑细胞之间的连接。参与体育锻炼可以打破这种恶性循环。你出门活动，可以见到人，你会变得不那么孤立；同时，你的脑细胞也打破了孤立状态。

行为的改变比多巴胺和BDNF水平的变化更难定量测量。"自我效能感"和行为变化虽然听起来没有"多巴胺上升"那么客观，但不意味着它们不重要。

更积极向上的人格

我在这一章开头所介绍的那位女士的例子，只是众多因为体育锻炼而受益的抑郁症患者中的一个。她和其他很多类似的病患一样，整个人格都因为体育锻炼改善了很多。一开始，我觉得这是个巧合。体育运动和锻炼应该改变不了你的人格吧？但事实上，研究表明，经常锻炼的人不仅更快乐——他们的人格似乎也产生了微小的变化。

在芬兰、日本和南非的研究表明，经常锻炼的人往往不那么愤世嫉俗，也不那么神经质。此外，他们与周围人有更好的关系。研究人员在荷兰检查了将近两万对双胞胎，观察到了相同的规律。那些每周锻炼两次的人在社交活动中开放性（Open）更强，神经质更弱。

要说锻炼和人格中的开放性哪个在前，答案就不是那么确切了——这是个"先有鸡，还是先有蛋"的问题。事实可能是，训练可以使一个人变得更不愤世嫉俗或神经质，也可能那些愤世嫉俗和神经质的人不会进行那么多运动。我们可以通过了解某些分子在人格形成中的作用来论证体育锻炼能改善人格的理论。

5- 羟色胺和多巴胺不仅对你的感觉很重要——人体中这些物质水平的变化造成了人格的差异。例如，多巴胺与好奇心和尝试新体验的意愿有关，而 5- 羟色胺与妥协有关，也与人的神经质性格有关。

从分子和心理的角度来解释人格不是一件容易的事情。决定你人格和感情的生物学原理是极为复杂的，这还只是生物学的部分。即使这两种神经递质不能完全决定你的整个人格，它们还是起了部分作用。事实证明，多巴胺和 5- 羟色胺的水平在短期和长期内都会受到锻炼影响，所以我们还是有理由相信，体育锻炼可以影响人的人格。

锻炼成为兴奋剂

锻炼对我们感觉的影响远超过对其他方面的影响，也就是运动可以让我们感到彻底兴奋起来。这时，锻炼就像人体内部的兴奋剂。我现在所说的你也许也经历过，就是人们通常所说的"跑步者的愉悦"（runner's high）。虽然在患抑郁症的情况下，你可能无法追求跑步者的愉悦感，不过我还是应该在这本书里提一下这个内容。原因是，跑步者的愉悦感其实就是短暂的战栗。

寻找神秘的吗啡

早在两千多年以前，人们就知道鸦片可以去除疼痛、制造愉悦感。古罗马帝国的人从罂粟花苞上取下乳液，干燥后当作药物使用。在 19 世纪初，德国科学家成功分离了吗啡（鸦片中的活性物质），并开始在医疗领域应用它——最主要的用途是给受伤的士兵当止痛药。人们发现这种药非常有效。即使士兵失去了胳膊和双腿，米粒的 1/10 大小般的药就可以帮他祛除疼痛。如此少量的吗啡就能达到相当于其百倍剂量的酒精的去痛效果。

在 20 世纪 70 年代初，大脑中的吗啡受体被发现，这也解释了为什么这种药会有如此好的效果。同时，这个发现也引发了讨论：为什么大脑里会有吗啡受体？是大自然故意让我们对吗啡成瘾吗？感觉不像。一个更可能的原因是，大脑可以自己制造类似吗啡的物质，这个受体其实是为了这种自产的未知物质而生的。

科学家们在世界范围内竞相寻找这种大脑自产的吗啡，并且很快有了结果。1974 年，人们在猪的大脑里发现了疑似物质。这证明，动物的大脑可以自己生产分子结构类似吗啡的物质。同年，美国精神病学家在检查小牛的大脑时也得到了类似的发现。从进化的角度看，猪和小牛是亲戚，在它们的大脑里发现的这种疑似物质就是我们要寻找的"自产吗啡"。这种物质也存在于人类大脑里，被叫作内源性吗啡（endogenous morphine）——从人体内部产生的吗啡。不过，它还有个更简洁的名字：内啡肽（endorphin）。

就像吗啡一样，内啡肽对疼痛有惊人的控制效果，并能制造愉悦感。但是为什么大脑会因吗啡愉悦呢？大脑里为什么会存在自我愉悦这种机制，这种机制又在什么情况下会被触发呢？这个问题涉及自然界是否有让人类在不服药的情况下去除疼痛和产生愉悦感的情况。

其中一部分解释可以在美国长跑爱好者詹姆斯·菲克斯（James Fixx）所著的畅销书《跑步完全指南》（*The Complete Book of Running*）中找到。有时，当菲克斯跑长跑时，他有愉悦和疼痛减轻的感觉，他把这种感觉叫作跑步者的愉悦感。事实上，还有很多人也能体会到跑步者的愉悦感。书出版之后，有很多进行不同有氧体育项目的运动员也报告了这种感觉。游泳运动员、自行车运动员和赛艇运动员都有同样的感觉，只不过有不同的称法。赛艇运动员称之为"划船者的愉悦"。

让自己跑出愉悦！

詹姆斯·菲克斯的书出版于20世纪70年代跑步盛行的时候，"跑步者的愉悦感"立刻成了流行语。一个被广泛认可的理论是，新发现的内啡肽就是"跑步者的愉悦感"的来源。今天，很多跑步爱好者都知道"跑步者的愉悦感"，尽管他们中的大多数人都没有体验过这样的感觉。与某种感觉被单纯激活相比，"跑步者的愉悦感"的效果要强烈多了——毕竟它是一种体育锻炼对心情产生的最大影响。

我自己曾经历过两次"跑步者的愉悦感"，那种感觉真的难以用言语形容，只能说像变魔术一般。它和你平时锻炼后所体验到的平静感是不一样的。这种感觉更像是，你所有的疼痛都消失了，当下经历的一切都变得更深刻，你感觉想一直跑下去，和风一样。这种感觉非常强烈，经历过一次就终身难以忘怀。如果你不确定自己是否经历过"跑步者的愉悦感"，那你一定还没有经历过。

让内啡肽来为这种感觉负责的想法好像是合乎逻辑的，因为它太容易让人联想到吗啡对人的作用。然而，"跑步者的愉悦感"的原因仍在争论中，一些科学家认为这种快乐的状态不仅是由内啡肽造成的。为了解释这个问题，德国慕尼黑的一些科学家决定检测当地跑步者俱乐部中跑步者的大脑。他们在这些跑步者快跑之前和之后的 2 小时内用 PET 扫描测量了内啡肽的水平。结果很明了：在跑步后，所有跑步者脑中都被检测到了很多内啡肽，特别是在前额叶皮层和边缘系统（大脑中两个控制感觉的区域）中。之后跑步者描述了他们的愉悦程度，显然跑步者越兴奋，其脑中存在的内啡肽就越多。

这基本上可以终结"内啡肽是否会引起'跑步者的愉悦感'"的争论了，不过还是有少量观点质疑内啡肽是否是导致"跑步者的愉悦感"的唯一物质。首先，内啡肽的分子结构很大，这使其很难突破血脑屏障。其次，当长跑运动员被注射了一种吗啡阻断剂时（此阻断剂的效果也会影响内啡肽），跑步者仍然可以感觉到"跑步者的愉悦感"。

"跑步者的愉悦感"仅仅源于内啡肽？

另一种可能性是，"跑步者的愉悦感"是内源性大麻素（endocannabinoids）引起的。像内啡肽一样，内源性大麻素是一种人体内产生的止痛物质，不同的是，他们的分子量比内啡肽小，因此更容易进入大脑。就像内啡肽一样，脑细胞上也有内源性大麻素的特异性受体，成瘾药物可以与之结合（在大脑中内源性大麻素与大麻中的活性成分使用相同的受体）。

法国科学家通过修改小鼠的基因（这些小鼠因此缺乏内源性大麻素受体），使"内源性大麻素可能引起'跑步者的愉悦感'"的想法得到了支持。这些啮齿类动物想运动的欲望在基因修饰后发生了变化。通常情况下，笼子里的老鼠可以使用轮子来自发进行运动。然而，转基因小鼠根本不在乎这些运动，它们的运动量是普通小鼠的一半。小鼠的愉悦和"跑步者的愉悦感"的程度难以在实验中评估，但是我们可以看出运动后内源性大麻素的含量在人体内增加了。仅靠走路不行——必须跑至少 45 ~ 60 分钟才能看到内源性大麻素的增加。这也符合"跑步者的愉悦感"在字面上的意思——既然是"跑"，就不能通过走路来实现。

一些科学家认为，除了内啡肽和内源性大麻素外，跑步还会提升多巴胺和 5- 羟色胺的水平。其他人则认为"跑步者的愉悦感"与体温有关，而且随着体温升高，我们会变得愉快。最合理的解释是，"跑步者的愉悦感"并不依赖于单一的因素，而是几个因素共同作用的结果（并且内啡肽和内源性大麻素都参与了）。无论其生物学来源是什么，科学家们都对此有极大的兴趣。不过，对于跑步者、骑自行车者、网球运动员或进行其他各种运动的人来说，知道"跑步者的愉悦感"就可以了，不需要知道其原因。

非洲大草原的遗迹

跑步跑出愉悦感可能是我们的祖先在大草原上生活的遗留效应。毫无疑问，有些人在狩猎时必须长途跋涉，这是澳大利亚原住民和卡拉哈里沙漠丛林居民仍然使用的方法。当你追踪了几千米来捕杀猎物时，坚持追逐下去很重要，这就是内啡肽派上用场的时候。如果你的脚踝扭伤了或肌肉变得疼痛，内啡肽会帮你去除疼痛，当情况变得困难时，那种欣快感会让你更容易继续前进。这增加了你捕杀的成功率，也可能就是为什么我们今天仍然会有"跑步者的愉悦感"的状态。

有很多证据表明"跑步者的愉悦感"可能让我们继续跑下去以捕捉到更多食物。此外，如果我们降低我们的体脂水平，瘦素（leptin，一种由脂肪释放的激素）的水平也会相应降低，这听起来像是在警告我们的身体：能量在下降，我们需要补充。我们的身体并不希望我们变瘦，恰恰相反，它希望我们携带大量能量。如果这个假设是正确的（我们需要一点乐趣来维持继续寻找食物的能力），身体便会通过"跑步者的愉悦感"告诉我们："你的能量储备很快就会耗尽，不要放弃，继续前进，找到更多食物！"为了帮助我们，它让我们感到了愉快。

怎么达到"跑步者的愉悦感"的状态

我们知道，这要求人必须跑至少45分钟，跑得越多，"跑步者的愉悦感"也就越强烈。随着训练的加强，大脑似乎会不断给自己增加内啡肽的剂量。因此，感受到"跑步者的愉悦感"的可能性随着时间的推移而增加，所以不要放弃！但是，没有人能保证你每次跑步都能达到"跑步者的愉悦感"，因为不是每个人都能感受到它。

事实已经证明，当你锻炼一段时间后，你的疼痛阈限会升高（与使用吗啡一样）。有实验通过用针刺或捏受试者来测试他们对疼痛的耐受性，我们注意到，在跑步期间，人的疼痛阈限比在静坐时更高。这同时支持了内啡肽不仅让我们体会到欣快感，还能缓解疼痛的猜想。毫无疑问，内源性的疼痛缓解可能是很强大的：科学家已经计算出，快跑期间所产生的内啡肽相当于10毫克吗啡，这是患者在手臂或腿部骨折时常用的止痛剂量。这就是为什么我们有时会看到跑步者即使有骨裂（由长期过度使用和重复性运动引起）也能坚持跑步。只要跑起来，他们就不会感到疼痛，尽管停下时内啡肽的作用会消失，疼痛会爆发。虽然"跑步者的愉悦感"是运动对大脑的最极端影响，但即使你没有感到内啡肽带来的一股强烈快感，你的幸福感也会提高。任何锻炼的人都能产生内啡肽和内源性大麻素，即使他们没有达到"跑步者的愉悦感"的状态。

让感觉整体变好的妙方

即使根本没有让你抑郁的事情，你也感到疲倦和沮丧？那就出门跑步！只要你经常长时间运动或参加提高心率的活动，奇迹就会产生。你应该记住以下准则：

每周运动 3 次，每次运动大约 30 ~ 40 分钟。强度应为你所能承受最大强度的 70% 以上。保持平稳的跑步速度就好，但你仍然应该略微感到紧张并且出汗。

骑自行车或任何其他类型的心血管锻炼都是跑步的良好替代品。效果是由运动的强度和时间长短决定的，而不取决于运动的具体方式。

坚持这样的运动至少 3 个星期！确实，许多人在锻炼一次后就会感觉更好，但是为了让自己一整天都感觉更好（而不仅在锻炼后），你需要定期锻炼数周。并且不要指望前几周会有太多效果。

如果你抑郁

对于轻度或非临床抑郁症状，运动与药物一样有效，但你必须每周跑步3次（或参加同等类型的运动），每次运动45分钟。要见到明显的效果，大约需要6周的时间，所以不要中途放弃！

药物治疗适合临床型抑郁症和有自杀念头的患者。让抑郁症患者把运动当作治疗方法是不现实的，因为光是起床就可能让这些患者耗尽了全部力气。患者应该和医生保持交流，永远不要自作主张停药！

这不是一个"运动和吃药哪个好"的问题。运动很好，吃药也很好。理想的是将两者结合。经常进行体育活动和锻炼也可以帮助预防抑郁。你的抗压能力会更强，而这是抑郁症最常见的原因。所有的一切都是联系在一块的！

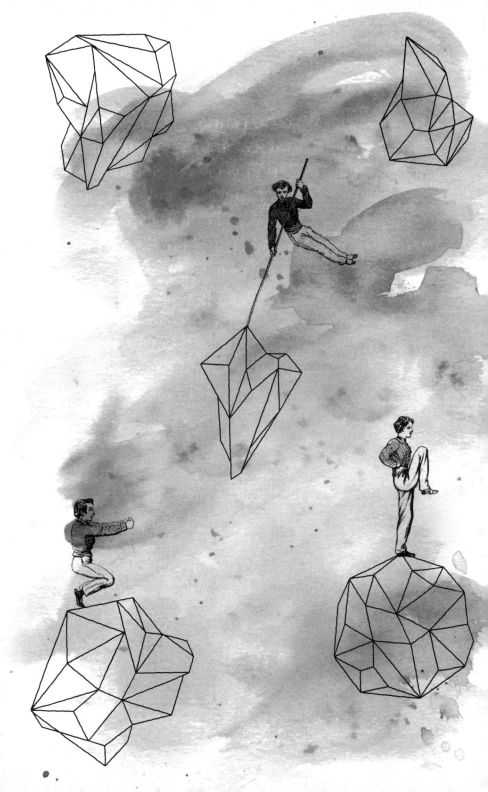

第5章　跑出好记性

妥善保管所有回忆，因为你无法再来一次了。

——鲍勃·迪伦（Bob Dylan）

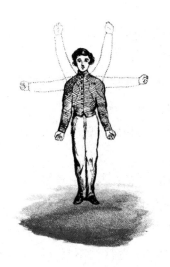

20 世纪 90 年代中期，一群科学家决定观察大脑的哪一部分受运动的影响最大。在研究开始之前，他们在心里已经建立好了一个猜测：大脑皮层和小脑（位于脊髓与大脑相交的位置）对于协调身体运动都很重要，因此，运动对这些区域的影响自然也是最大的，就像跑步对心血管健康的影响要大于对肌肉力量的影响一样。

　　这个研究以观察老鼠在笼子中奔跑时，哪一部分大脑产生了最多的 BDNF（我在"真正的快乐药丸"一章中描述过的奇迹般的大脑自愈药物）为起点。奇怪的是，检查小鼠的大脑时，科学家发现产生最多 BDNF 的区域不是大脑皮层也不是小脑，而是海马——大脑的记忆中心。这一发现，成为运动能强烈影响记忆的最重要线索之一。过去 10 年里的动物实验和人类研究表明，我们的记忆力可以通过体育活动得到加强。而且实际上，似乎没有什么比锻炼身体对我们的记忆影响更重要的了。

让你的大脑停止萎缩

大脑在整个生命过程中会持续萎缩，不幸的是，这个过程开始得比我们大多数人想得要早得多。我们的大脑大约在我们25岁时达到最大的状态，之后每年都会变小一点。当然，我们的一生中都在持续产生新的脑细胞，但是细胞死亡的速度比新生的速度更快。计算两个速度的差值，我们能得出自己每秒会损失大约10万个脑细胞。而且这种损失是常年不停歇的。即使有基数巨大的脑细胞来弥补损失（大脑中含有大约一千亿个细胞），随着时间的推移，这种损失也会变得十分明显。每过一年，大脑的体积将减少0.5% ~ 1%。

海马，大脑的记忆中心（它的结构只有拇指大小，形状像一头海马），是大脑里会随着年纪增长而萎缩的一个部分。我们有两个海马，两个大脑半球一边一个，位于两边的颞叶深处。海马每年减少1%的大小。这样缓慢但是却稳定缩小着的海马让我们的记忆随着岁月的流逝而变得更糟。

很长一段时间以来，我们以为只有酒精和药物这样的东西才能对大脑产生负面影响——而且是绝对负面、没有任何积极的影响，因为这些东西会加速大脑的老化和海马的萎缩。想要阻止这种或扭转这种趋势一度被认为是不可能的。而现在发现体育活动和锻炼在提高记忆乃至整个大脑的功能上有着惊人的效果，从而为我们推翻这种说法提供了令人信服的证据。美国科学家用MRI扫描检查了120个人的大脑，并在两个不同的时间点测量他们的海马，中间间隔了一年的时间。受试者被随机分配到两组并进行两种不同类型的活动。一组进行了耐力训练，而另一组进行了诸如拉伸之类的轻度运动，运动时心率不会提高。

一年之后，进行耐力训练的小组成员变得比进行轻度运动的小组成员更加健康。到目前为止，实验还没有什么令人惊奇的结果，但海马发生了什么变化呢？进行轻度运动的人的海马缩小了1.4%，这也不足为奇了，因为海马每年确实会缩小约1%。

非常有趣的是，经过耐力训练的人的海马完全没有缩小，反而增长了2%。这些人的海马已经恢复了活力，而且从体积来讲明显变得年轻了两年，而不是老了一年！而且这还不是全部的结果：测试对象变得越健美，他们的海马就越大。在那些健康状况改善最多的人中，海马的增长率超过了2%。

当然，这提出了一个非常重要的问题，即如何发生这种情况。一个不合理的假设是，大脑的肥料BDNF（会随着我们运动得越来越多而增加）发挥了作用。也许你还记得，BDNF是真正能加强脑细胞之间联系的快乐药丸，因此它可以影响我们的记忆力。确定地说：当科学家检查受试者脑内BDNF的水平时，他们注意到，BDNF增加得越多，海马的生长就越多。

有什么神奇的训练计划可以让大脑的衰老倒退一年并且让海马这样一个重要的部分再生？受试者把自行车踩得如同音乐剧《地狱蝙蝠》[①]（*Bats Out of Hell*）里那样，或严格进行了剧烈的长跑吗？都不是。事实是，他们既不骑车也不跑步。他们参加的唯一一项运动是每周3次、每次40分钟的散步。这说明，你可以通过每周散步或慢跑几次来停止甚至扭转大脑的衰老，增强记忆力！

但是，在读这类测试的结果时，我们应该小心谨慎地下结

[①]　摇滚音乐剧，以剧里疯狂的摩托车而闻名。——译者注

论——实验是一回事，而现实是另一回事。保护海马免于老化，甚至恢复海马的活力并让海马变大，对我们的生活意味着什么呢？我们真的能通过运动来改善记忆力吗？简短的回答是：是的，绝对能！

历史上多个研究结果都非常明确地指向了同一方向：短期和长时记忆都能通过锻炼得到改善，海马的衰老也可以减缓甚至逆转。

大脑基因的返老还童

体育锻炼不能阻止我们的海马随着年龄增长而萎缩，不过，体育锻炼也许能缓解其中遗传物质的老化过程。与我们大脑里和身体内的其他细胞一样，海马的组成细胞中也有遗传物质。我们完整的DNA和所有的基因都存在于每一个脑细胞中。通常，基因是不会随着我们的年龄而改变的，但是它们发挥作用的方式会随着年龄变化而变化，这类变化会导致包括大脑在内的身体器官进入衰老过程。

我们如果把不同年龄段的小鼠的海马细胞拿来检查，就会发现，有一组基因会随着动物的衰老而变化。与此相关的是，这些基因控制着脑细胞的生长以及能够建立彼此连接的能力。随着小鼠的年龄增长，这类基因会变得不那么活跃，这种逐步发展的基因变化不仅使海马老化，更使得整个大脑衰老。

然而，即使基因会老化，也不意味着整个细胞在凋亡的过程中一去不回头。研究人员曾经做过一个实验，将动物放到跑步机上进行跑步训练，所观察到现象可以被称为一个奇迹：许多基因在受到老化的负面影响时，也受到了锻炼的影响——而且是正面的。尽管细胞变年轻的机制还没有被完全破解，但在动物完成实验规定的跑步训练后，我们能观察到它们的海马细胞在遗传上似乎变得更年轻了。

锻炼对基因有很大影响，但这类影响不是即时生效的。参与测试的老鼠在 8 个星期内每天都跑步，参考老鼠的寿命，这样的锻炼强度相当于我们人类在几年内都坚持每天跑步——也说明那种"偶尔下楼跑跑"的运动量是不够影响基因的。值得注意的是，那些长期坚持锻炼的人不仅长出了较大的海马，而且激活了原有的海马细胞。

实用记忆训练

我们如何通过体育锻炼来增强记忆力？锻炼后立刻就能看到功效吗，还是说需要坚持锻炼几个月？是在学习开始之前锻炼容易记住知识，还是先学习了知识再锻炼更好？

一开始，你不需要长时间的锻炼以便看到效果。已经有研究得出结论，3 个月有规律的耐力训练可以显著提高单词的记忆情况。这种提高记忆的方式一箭双雕：你在提高记忆（即你记得的单词数量）的同时也增强了体质。而且那些在体质上进步最大的人，在记忆能力上的增长也最多。想想身体里随着锻炼增大的不仅是肌肉，还有海马的体积，也挺有趣的。

觉得 3 个月的时间很长？别担心，你会发现实际见效比这更快。科学家曾比较了在健身房骑健身车的锻炼者（锻炼组）和不锻炼身体的同龄人（非锻炼组）之间的记忆力差别。在开始锻炼之前，锻炼组和非锻炼组在几次不同的记忆测试中旗鼓相当。然而，骑车这种锻炼方式让受试者很快在各种健康指标和记忆方面领先。6个星期后，锻炼组在记忆测试中的表现明显更好，并且研究持续的时间越长，两组的差异也变得越大。自行车锻炼者的记忆力不断提高，而非锻炼组的身体素质和记忆力均保持在实验开始时的水平。

科学家还对两组受试者的大脑进行了MRI扫描，扫描结果发现，大脑记忆的改善与海马（我们的记忆中心）供血量的增加情况密切相关。这种供血量的变化必然可以解释为什么海马的记忆功能会变得更强大。耐人寻味的是，似乎是血流量先增加，记忆力才随之提高的，这样的先后顺序也验证了这一猜测。

立刻提高记忆

你是否像我一样，要是锻炼了6个星期还没有提高记忆力就感到焦躁不安？事实是，训练可以立即改善记忆力！据观察，那些在记忆测试中表现最好的人也是在测试前刚刚完成了记忆力训练（如体育锻炼）的人。在测试前刚完成中等程度的体育锻炼的受试者取得的成果比测试前没有锻炼的人好，说明训练能立即对记忆产生影响。

但是，你如果想最大限度地提高你的记忆力，得同时进行体育锻炼和学习这两件事——例如在跑步机上行走时学习。当然，即使不一定总这么做，也要意识到这一点的重要性。

我们也不知道，为什么在锻炼时学习东西的人会更好地记住知识。可能的原因是，在运动时，大脑中的血流量增加了，肌肉中的血液循环也以同样的方式加快了。这种血流量的增加是即刻的，大脑会得到更多血液补充，记忆效果也更好。

> 但是，你如果想最大限度地提高你的记忆力，得同时进行体育锻炼和学习这两件事。

不要在提高记忆力上死磕

通过锻炼来增强记忆力并不是一种科学实验中独有的边际效应。相反，你自己也能体会到这种变化。单词测试表明，如果在学习单词之前或学习单词时运动得多，与静坐时背诵相比，你可以多记住 20% 的单词。那些紧张备考或时间紧迫的人，更需要仔细考虑自己是不是真的没有时间散步，因为散步所花的时间也许物有所值。

从提升记忆力的角度来说，散步或慢跑都足以取得良好的效果。然而，如果你锻炼过度，并产生了挫败感，感到精疲力竭，那么锻炼可能起到了相反的效果。锻炼期间肌肉需要大量的血液，所以流向大脑的血液在逐渐减少，你的记忆力也因此变差。锻炼过度时，大脑会更关注运动本身而不是你学习的内容。举例来说，如果你边跑步边听需要记忆的内容，你的大脑就会专注于处理跑步这件事，而不是你听到的内容。

跑步可以提高我的钢琴水平吗？

我们的记忆不仅包含记住所学的单词、文本和我们上周所做的事情。我们还有一个有关运动的记忆装置，比如学习网球的正手击球或弹钢琴——所有的学习归根到底都是在脑细胞之间建立新的连接。你也许会好奇，运动是否能进一步改善学习体育运动的能力。当然，如果你只练习那一个动作，正手击球技术肯定会变得更好。那么，跑步后，掌握正手击球会变得容易吗？或者骑自行车会提高你学习弹钢琴的能力吗？

为了评估锻炼如何影响我们对运动的记忆能力，科学家要求受试者使用操纵杆玩一个简单的电脑游戏。游戏的内容是跟踪屏幕上移动的点。这个看似简单的游戏其实激活了大脑的许多区域，所以有时会被用于研究运动的能力。

在这个测试里，受试者在第一次玩电脑游戏前被要求先进行跑步或者骑车。然后隔一段时间，再玩一次电脑游戏，看看受试者的游戏水平有没有提高。就像专门训练正手击球可以提高击球水平一样，玩过一次电脑游戏后再玩一次，水平自然会提高。但是值得我们注意的是：在玩游戏前锻炼过身体的受试者们表现出了更高的游戏水平。那些先锻炼了再玩游戏的受试者，在前后两次游戏测试中的表现没有差异。由此看来，游戏前进行体育锻炼的受试者在第一次测试中表现得更好。运动的某些方面或者运动本身有助于更好地玩游戏，人们不必再花费更多时间练习。

这其中的原因是什么？我们只能推测，在学习新东西后的24小时内，记忆就会形成。这意味着，无论是学钢琴还是玩电脑游戏，都存在一个从短时记忆转化成长时记忆的过程。假设你用钢琴将一首简单的曲目演奏了几次，然后休息一分钟再接着演奏。因为演奏存在于你的短时记忆里，所以你的演奏肯定会因练习变得更好。但是到了第二天，关于那首曲子你还会记得多少呢？这取决于记忆作为长时记忆在大脑里被印刻或巩固的程度。

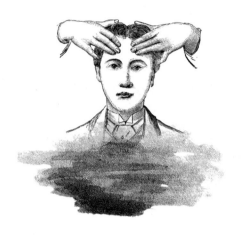

大脑里的通路

基本上，我们的记忆是由一组相互连接的脑细胞构成的。当我们体验新事物（即创建新记忆）时，我们的大脑会创建一种被称为突触（synapse）的新连接。这类连接并不意味着细胞之间有物理接触，而是有终端向它们之间发送化学信号。诺贝尔奖获得者圣地亚哥·拉蒙－卡哈尔（Santiago Ramón y Cajal）将其诗意地描述为"牵手的脑细胞"，尽管细胞实际上并没有相互接触。

细胞彼此之间连接的紧密程度取决于它们相互联系的次数。打个比方，如果你拿到了一个新的电话号码，接下来你会创建一个新的联系人。每次拨打该号码时，和这个人的联系都会加强（也就是细胞相互之间联系得更紧密），每次拨一次号，你对这个号码的印象也会更深刻一些。如果你还记得，这有点像我们在前文说的那些"协同作战的神经元"。另一方面，你如果只记一次这个电话号码，很快就会忘记它——如果学的东西没有被加强，细胞间的连接将会减弱，甚至最终失去连接。

同样地，我们可以把记忆当作大脑里建立的路径。走出一条完整的路需要时间，一旦形成，记忆就稳定下来了。如果只走了几遍，这条路不久后就会消失匿迹。那些筑路所经历的事情，也会被保存下来，变成终生的记忆。

　　一个独特或非比寻常的经历会铭刻终生，即使这条"路"只被"铺"过一次。这样的过程尤其适用于情绪起伏大且消极的记忆，例如受到了威胁或处于危险之中。从生存的角度来看，记住这类事情非常重要，因此，它们占有记忆库的优先使用权。从进化的角度来说，记住危险的事情是至关重要的，因为以后需要避免它们。也就是说，如果你目睹了一些可怕的事情或遭遇了危及生命的情况，你很可能终生都会记住该事件的每个细枝末节。其他不那么独特或不怎么吸引你的事情，比如系鞋带，则不会在你的大脑里留下一条记忆的路径。这样的事情只会让细胞相互接触一段时间，然后很快分开。你很快就会忘记你做了什么。

　　我已经说了这么多，现在你已经可以理解体育锻炼是如何帮助建立记忆路径和让细胞"坚持彼此相连"的了。正如本章开头所做的回顾，运动会让海马中的脑细胞泵出更多的 BDNF。BDNF 将加强脑细胞之间的联系，使它们"更加努力地握上手"。继续打个比方，这意味着记忆通路会变得更加畅通。记忆变得强大了，我们也就记住了自己正在做的事情。我们的记忆力越好，学习能力也越强。

　　体育锻炼会提升 BDNF 水平，从而加强大脑细胞之间的联系，这可能是运动对记忆有益的最重要原因之一。

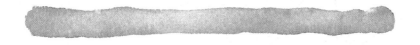

海马在短时记忆转化为长时记忆的过程中非常重要。关于锻炼是如何让海马泵出大量 BDNF 的，我们在前文中已经提过，这对加强脑细胞之间的联系非常重要。如果我们在学东西之前进行体育活动，BDNF 将在短时记忆转化为长时记忆的过程中被大量释放。转化成长时记忆所需要的条件可能会被某些因素所完善，因为从短时记忆到长时记忆的转变并不是发生在学习之后的几分钟内，而是发生在之后的 24 小时里。这个说法与前文所描述的电脑游戏实验所揭示的结果相吻合，即体育锻炼在游戏后一天开始产生效果。

这意味着如果你在练习钢琴之前活动身体，可能会成为一名更好的钢琴演奏者！这个理论还说明，你如果在去高尔夫球场之前跑个步或骑个自行车，就能更好更快地学习高尔夫挥杆。通过锻炼，你可以在关键阶段（即向长时记忆转化的阶段）加强自己的记忆功能，例如学习弹钢琴或挥高尔夫球杆的记忆，或你想学习的任何技能。通过体育锻炼，脑细胞将拥有更好的能力，在彼此之间建立强大而持久的联系，这一改变也适用于你掌握的语言或运动技能。

运动过度会损伤记忆吗？

从大脑的角度来看，"运动多多益善"的观点值得商榷——过多的益处是否会带来坏处呢？在一场艰苦的比赛（比如铁人三项赛）中，参与者会持续运动 10 ~ 12 小时，如此大的运动量对记忆力和大脑有益吗？我们还不确定，但有很多迹象表明，大的运动量对大脑和记忆的益处更大，至少在短期内如此。

美国科学家从大量的小鼠中筛选培育出了热爱跑步的小鼠：

长距离散步或跑30分钟步足以增
强记忆力——效果可能比跑几个小时
还要好。

他们让那些跑得最多的小鼠交配，然后再让它们的后代里跑得最多的进行交配。以这种方式让小鼠们一代又一代地交配，直到他们繁育的老鼠能够按照自己的意愿进行跑步，达到普通老鼠3倍的运动量（简称超级跑步老鼠）。事实上，这些超级跑步老鼠每天跑步的距离相当于人类跑数千米。

科学家随后通过让老鼠走新的迷宫来测试它们的记忆。在通常情况下，跑得快的老鼠可以很快在新的环境下找到路，因为运动可以提高记忆力。然而，超级跑步老鼠花了比平常更长的时间来学习新的迷宫。它们的记忆力也比普通老鼠差，它们的血液里含有高浓度的应激激素皮质醇（身体应激反应的核心）。皮质醇水平通常在我们活动身体后下降，因此经常跑步的老鼠理应有较小的应激反应。但事实恰恰相反，这些超级跑步老鼠似乎长期处于应激状态。

我们还不确定这样的结果是否会延伸到人类身上，但看起来，运动量大到一定程度，大脑就无法好好处理。此时，应激反应不减反增，记忆力会变得更差。目前我们还不能确定应激反应停止下降的位置——这可能因人而异。然而我们可能得出的一个结论，任何参加超级马拉松或达到类似运动量的人都不能抱着增强大脑和改善记忆力的目的去运动，因为他们实际上可能面临相反的结果。长距离散步或跑 30 分钟步足以增强记忆力——效果可能比跑几个小时还要好。

你的大脑可以创造新的细胞

在 19 世纪初，大多数科学家认为，成年人的大脑无法产生任何类型的新细胞。如果我们自己在身上划一刀，伤口会产生新的皮肤细胞并自己愈合。同样，新的毛发细胞和血细胞在人体内不断形成。大多数的身体器官都能够再生细胞，但没有人认为大脑也遵从这个规律。这个说法的解释是，大脑由一千亿个细胞组成，是一个复杂又完整的结构，以至于成年大脑中就算有新生成的细胞，也很难在出生时就形成结构的大脑中找到合适的居留位置。举例来说，如果你把电脑拆开，随机插入几块电路板，就不能期待电脑会运行得更好。这种说法就和学校一直教育我们的一样——我们生命的头 20 年非常宝贵，要为未来打下基础。我记得有人说，喝一大口酒，你就永远失去了 5 万个脑细胞。

"真相"根本不是真的

我们都知道，时不时地质疑所谓的"真理"并没有什么坏处。在 20 世纪 90 年代中期，加利福尼亚的一些科学家决定仔细研究"成年人的大脑是否能产生新细胞"这一问题。他们并不是从检查人类大脑开始着手，而是专注于研究老鼠的大脑。他们想要了解的第一个问题是，如果将动物从环境单一、无菌的笼子中取出，并在科学家们认为更为丰富的环境中获得更多刺激，它们的大脑中是否会发生变化。老鼠们在一个具有很多可以藏身的隧道的笼子里住了一个月（笼子里还有许多轮子可以让它们跑来跑去，以及许多玩具可以让它们玩）。在这里，还有更多老鼠陪伴它们。这无疑是一个比小鼠曾经习惯的无菌笼子更有趣的环境。科学家们知道，通过改变环境，小鼠可以得到新的体验，老鼠的脑细胞之间可以建立新的连接，因为新连接的产生发生在我们学新东西时。但学习新东西能以其他方式影响动物的大脑吗？确实可以！

新的、充满刺激的环境对大脑产生了巨大影响——它使大脑创造了大量新细胞。实验发现，小鼠海马的一部分已经长大，而且变化得非常显著。在短短几周内，小鼠脑细胞的数量增加了15%，这样的结果看起来很不错。

而且这样的结果不会受到老鼠年龄的限制，因为当它们在相对较老的小鼠身上进行相同的实验时，也会发生同样的结果。动物的大脑不仅能产生新细胞——它们似乎运行得更好。当小鼠们进行记忆力测试时（主要测试它们在池子里寻找隐藏平台的能力），那些生活在丰富环境中的小鼠能更快地完成任务，它们的记忆力也比那些在无菌笼中生活的小鼠更好。

究竟是什么造就了这样的结果？

这一发现带来了惊人的影响。这样的研究结果是否适用于那些身处刺激丰富的环境中的人呢？这是否意味着改变环境、旅行、职业或社交圈变化等新体验也可能使大脑创造新细胞？这些经历能否改善我们的记忆，甚至让我们变得更聪明？

先让我们退一步说。在老鼠的环境中，是什么使它们的大脑产生了更多的脑细胞？是它们的玩具、可以用来躲猫猫的管道，还是一起玩耍的老鼠同伴？或者是它们用来跑步的车轮起了什么作用？

如果让我猜，我会大胆地说，这是所有因素结合的结果。但事实证明我错了。当笼子里没有其他的刺激物，老鼠只能在轮子上跑时，它们大脑的变化依然很明显。似乎体育活动（在轮子上跑动）是新的脑细胞产生的主要因素。玩具、管道、朋友对老鼠的刺激作用很小，几乎可以忽略。这一发现（跑步产生了如此多的新脑细胞）对参与研究的几位科学家产生了重大影响。其中一位是著名的遗传学家弗雷德·盖奇（Fred Gage）。他向公众描述了在看到老鼠大脑产生的新细胞后，他的同事们是如何立刻决定彻底改变自己原有的生活方式，并决心开始跑步的。他们推断，运动促进大脑产生新细胞的规律如果适用于老鼠，那也可能适用于人类。

但盖奇和同事的推断是否正确，成年人的大脑是否真的会产生新的脑细胞仍然是一个难以回答的问题，因为要验证这一点，需要把人类大脑放到显微镜下研究，活体的 CT 扫描或 MRI 无法提供任何线索。也就是说，这项研究所需要的是人脑的尸检。即使有人同意在去世后以研究的名义捐献自己的大脑，仍然会有一个问题：你如何判断看到的脑细胞是新的脑细胞？分辨脑细胞的新旧极具挑战性。

成人也会产生新的脑细胞

当瑞典神经科学家彼得·埃里克森（Peter Eriksson）想到一个绝妙的主意时，解决方案也由此产生。肿瘤学家使用一种名为溴脱氧尿苷（BrdU）的物质来判断癌细胞是否分裂以及癌症是否会生长。而溴脱氧尿苷不仅可以用来标记癌细胞，也可以标记新的脑细胞和其他类型的细胞。埃里克森意识到，如果存在新的脑细胞，溴脱氧尿苷应该也能对它们进行标记，这样就可以在已故的癌症患者的大脑样本中进行标记了。

研究人员获准检查 5 名已故患者的大脑，来寻找大脑里新生的细胞。他们的大脑提供了一个独特的机会，让科学家们得以探究大脑是否会在整个生命中再生新的细胞，这也是神经科学最大的难题之一。他们希望通过检查，至少在 5 个供体大脑的 1 个中找到用溴脱氧尿苷标记的新脑细胞。结果，他们在 5 个大脑中都发现了这样的细胞，并且发现的位置与小鼠大脑中的位置相同，都是海马。

令人难以置信的是，有些脑细胞被发现产生于大约一个月之前，这意味着这些细胞是在捐赠者病入膏肓时形成的。他们的大脑在这时仍在继续创造新的脑细胞！通过显微镜也可以看到新细胞与较老的脑细胞有联系，并且似乎已经整合到了海马内。这说明新细胞已经融入了新的环境。当患者还活着时，它们很可能还在运转，发挥自己的作用。

在捐赠者大脑里发现新细胞的结论具有重大的意义。神经形成（新神经组织的产生和发展）甚至在成年人的大脑里生长的消息是一种轰动，它成为全世界报纸的头条新闻。医学领域的教科书也因此被改写。脑细胞无法再生的"真理"是错误的。

然而，正如在科学研究领域中经常出现的那样，对一个问题的探索通常会引出其他未解决的问题。现在最大的问题是：是不是无论你过着怎样的生活，细胞都会以同样的速度再生？如果不

你忘了痛吗？

我从刚刚越过终点线的马拉松选手那里听到了"我再也不跑马拉松了"的感叹。然而，几个星期后，他们又出现在队伍里，报名参加另一场比赛。人怎么会完成一场自认为难以忍受的比赛，并且仍然选择年复一年地站在起跑线上？可能的解释是，跑步者忘记了当时精疲力竭的程度。

选择性遗忘并不是所谓的伪心理学术语，而是一种医学常态，常常在分娩等事件后发生。让刚分娩的妇女和刚接受妇科手术的妇女比较所感受到的疼痛时，他们对两种疼痛的评分大致相同。这么看来，分娩的疼痛似乎与外科手术相当。

但是，当你要求这些女性在生产几个月后再回想这件事和所经历的疼痛时，分娩的女性就不再记得生孩子是多么难受（至少在不同程度上）的事了。然而，那些经历过手术的人对手术的记忆会像手术当天一样生动。的确，有些女性会忘记分娩是多么痛苦，或者只记得是痛苦的，但不记得疼痛的强度。从生物学的角度来看，这不怎么奇怪，因为如果要选出一件对我们的物种至关重要的事，那就是生育——制造更多的人类。这就是为什么我们有一个自然的机制可以帮助我们忘记分娩的疼痛，或者在任何情况下都想不起来疼痛的细节，以致于不会不想再生一次孩子。

同样的事情似乎也会发生在艰苦的体力消耗上。如果让刚刚越过终点的马拉松运动员对整个比赛中的痛苦程度进行评分，在满分为 10 分的情况下，平均分数为 5.5 分。3～6 个月后，当他们回想起那场比赛并且再次评级时，他们的回答是，差不多已经忘记了马拉松有多么痛苦了！

当然，从生物学的角度来看，选择性记忆是合理的。如果我们记得长距离跟踪我们的猎物有多么艰难，记忆可能会阻止我们狩猎。然而，如果忘记它，我们将渴望再次去捕猎，增加我们获取食物的机会，从长远来看，这样能增加生存的机会。这可能是我们的记忆能够选择性地忘记身体活动中固有痛苦的原因。

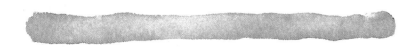

是，那再生的速度会受到什么影响？这种再生的过程是否可能被加速，如果可以，我们应该怎么做？体育锻炼对大脑的影响是一个值得关注的领域，因为研究已经表明，运动让小鼠产生了更多的脑细胞。

确定吗？我们能否保证运动会提高脑细胞再生的速率，即使在人类身上也是如此？我们人类可以通过体育锻炼来改善记忆力吗？这两个问题的答案都是肯定的。至少，这是科学家对人类神经进行了 20 年研究后得出的结论。

早期元素测序可以提供答案

在我们继续之前，让我们问一下以下问题：海马产生新细胞的能力有多重要？只有科学家觉得重要吗？它是否只代表了实验结果，但缺乏实际意义？首先，脑细胞的再生意义深远。在我们的一生中，大约 1/3 的海马细胞会被换成新的。

人们可能想知道，我们是怎么知道这一点的。我们检查死者的大脑时，无法判断某个细胞是不是在成年后形成，或者一生都保持更新的状态。弗雷德·盖奇和彼得·埃克森所使用的溴脱氧尿苷方法，只能确定细胞是在近期形成的。

为了解开这个谜团，瑞典卡罗林斯卡学院（Karolinska Institute）的科学家们应用了一些我们可能不会直接将其与神经科学联系起来的东西：核武器的探测。

在二十世纪五六十年代的冷战期间，人们使用了大量核武器，其中许多的爆炸发生在遥远的太平洋岛屿。不过，即使测试发生在地球的另一端，放射性同位素碳14也会通过大气传播到全世界每一个角落。人们会定期检测大气中的碳14浓度，这样就可以看出多年来其含量在空气中的变化。

这与脑细胞有什么关系？是这样的，每有一个新的脑细胞产生，新的DNA也会相应产生，同时当年大气中的碳14浓度会表现在细胞的DNA螺旋中。也就是说，你如果知道这几年来大气中碳14的浓度，就可以确定一个细胞的年龄。在一名45岁男性的大脑中，45岁的脑细胞在这个男性出生后就已经存在了，而一个30岁的脑细胞就是在这个男性十几岁时产生的。

用这种方法，我们可以标记大脑捐赠者的海马细胞的年龄。这些捐赠者在他们去世时大约有90岁，我们可以计算出，多少细胞与捐献者的年龄相同，以及有多少细胞其实更加年轻。结果显示，特定浓度的碳14存在于大约1/3的细胞的DNA中，这表明这些细胞一定在人出生后形成。事实上，测试显示，成年人大脑的海马每天会产生1400个新细胞。这意味着在你成年后，你的海马每天每时每分每秒都会形成新的细胞。

新细胞对我们的健康很重要

研究不仅能够证明海马在你的一生中都会产生大量的新细胞，我们现在还知道细胞的再生不仅可以增强记忆力，而且对我们的心理健康也起着关键作用。许多人认为抑郁症是神经细胞再生不良引起的疾病，缺乏新细胞是抑郁症的真正病因，正如我们在"真正的快乐药丸"一章中提到的那样。

这个假设的一个依据是，抗抑郁药物的作用是促进脑细胞的再生。如果你切断了动物大脑在体内产生新细胞的途径，它会使抗抑郁药失去效果，抑郁症也不会消散。换句话说，如果大脑不能产生新的细胞，那么一个人对抗抑郁药的治疗可能就没有反应。这有力地表明，脑细胞的再生对于我们的幸福感和缓解抑郁症的能力至关重要。如果我们产生新脑细胞的能力下降，就可能开始感觉低落，变得抑郁，并且表现出更差的记忆。相比之下，我们知道，活动身体可以使脑细胞再生的速度加倍——它确实产生了很大的影响。

多动动，建立更敏锐的感官

海马，我们的记忆中心，由几个部分组成。神经生长主要发生在其中的这个部分——齿状回（dentate gyrus）。有趣的是，脑细胞的形成恰好也发生在那个地方。齿状回具有非常特殊的功能，这对于所谓的模式分离（pattern separation）很重要。模式分离，也就是分辨细微差别的能力。现在设想这样一个情景，你进入一个房间，里面正在举办热闹的鸡尾酒会。其中一位客人是你的妹妹，有几位是你的亲密朋友，还有一些是偶然见过几次的熟人。还有一些你以前从未见过的人。

当你看到你的妹妹时，你会立即认出她，因为你的大脑不需要费很大工夫来识别她。识别你的朋友时也是一样。然而，当你看到见过一两面的人时，你的大脑开始将他们的面孔与你记忆库中的东西相匹配。"那是谁？我跟她挺熟的。她看起来像我以前的同事，但不——那不是她，因为那个更高，头发颜色更浅。"

当你努力回忆面前这个人自己是否见过，几乎要精疲力竭时，你的齿状回正在试图将这个人的脸部与你以前见过的人在记忆中相匹配。通过筛选头发颜色、身高、面部特征的微小差异，齿状回试图决定你是否认识这个人。他可能让你联想起其他人，这是通过你判断这是自己以前见过还是完全不认识的人时对小细节的观察实现的。

我们大部分人的经历和生活都千篇一律。回想一下你今天所做的事情。有多少事情是你以前真的从未尝试过的？应该没有多少，除非你过着变化多端的生活。

尽管有许多事情能勾起我们的回忆，而且我们遇到的很多人都在提醒我们自己曾经和这个人打过交道，但是将相关事件和人物的信息分别储存起来的是我们的大脑。这就是模式分离：对环境进行细致观察的关键能力。如果没有它，我们的记忆就会变得模糊，让我们无法区分一个人和另一个人。因此，细胞的再生恰好发生在对于模式分离很重要的大脑区域。你可以断言（特别在你有锻炼身体的习惯时），锻炼可以让你获得更敏锐的感官。就个人而言，我认为这可能就是为什么体育锻炼在治疗抑郁症方面如此有效。

在抑郁症患者的生活中，感情是渐渐变淡的，他们最终无法感受生活的微妙之处——觉得眼前的事情是灰暗而沉闷的。另一方面，由于齿状回中脑细胞的再生，抓住更细致入微的生命变化和看到希望曙光的机会就可能增加。

只有运动才会让脑细胞再生？

只有运动才会让脑细胞再生吗？更具刺激性的环境（科学家称之为富饶的环境）对大脑创造新细胞的能力也很重要吗？是的，环境也起着重要作用。我们能制造多少个新细胞不仅取决于产生了多少细胞，还取决于我们能保留多少个细胞。新的脑细胞非常脆弱——只有一半的细胞能存活下来。不过提高细胞存活的概率能让脑细胞再生的速度增加。让动物生活在更加富饶的环境中，大约有 80% 的新生脑细胞可以存活下来。

锻炼和体育活动有利于额外脑细胞的产生，富饶的环境增加了这些细胞存活的可能性。将这两者联系起来是完全合乎逻辑的，我们已经进化到有能力体验新的环境和事件的程度，并且大脑随时准备接收新的信息。为了提高我们记住经历的能力，海马中创造了新的细胞。然后，当我们在这个新环境中活动时，我们便提供了能使这些细胞存活下来的刺激。

可以说，锻炼和体育活动为大脑学习新事物奠定了基础。现在听起来，在背单词的同时散步，能多记住 20% 的单词已经不是那么奇怪了。我以前觉得还是挺奇怪的。

我们内置的情绪刹车和 GPS

虽然海马能帮助我们建立长时记忆，但它的作用不止于此。海马的重要性在于，它能够帮助我们对事物进行彻底地审查，并将我们目前正在经历的事物与记忆中的其他事物进行比较，因此我们不会在情感上对新的事物产生过度反应。此外，它对于我们在一个空间内寻找自己位置的能力非常重要，就像大脑的 GPS（全球定位系统）一样，海马能跟踪我们的位置，并允许我们存储有关地点的记忆（顺便说一下，这一发现在 2014 年被授予了诺贝尔医学奖）。在读本书时，我们海马中的特定细胞会发出信号，告诉我们自己身处在室内或室外。如果我们移动几厘米的距离，其他充当"地点细胞"的海马细胞就会变得活跃，并在大脑里建立出我们周围环境的内部地图。

换句话说，海马除了作为记忆中心之外，还有一个重要的功能列表，例如控制我们的情绪，在空间上跟踪我们，并确保我们能够找到自己以前所处过的位置。我们越了解海马，就越能意识到大脑这个区域的重要性。如果海马不起作用，大脑也一样。

我投入了大量的篇幅来描述海马的一个原因是：它可能是大脑中受我们身体活动影响最大的部分。我们已经知道，体育活动会让海马内产生新的细胞。当血流量增加时，海马就获得了更多能量，运作得也就更好。此外，已经存在的海马细胞似乎会在基因上变得更年轻，并且衰老造成的萎缩可能也会减慢，甚至逆转。从长远来看，海马，以及整个大脑，在经常锻炼的人身体里都会变得更好、更有效。

锻炼的人会在几个不同的方面注意到海马功能的增强。除了记忆力提高，你还会意识到自己不像以前那样情绪化，也不会对负面事件做出强烈反应。它也可能影响你在不同的空间里定位自己的能力。此外，许多锻炼者发现这几个功能协作得更快更好了。换句话说，他们迈开的脚步甚至让大脑运转得更快了。这可能都迈开的脚步甚至让大脑运转得更快了。

是强大的海马的功劳。

不同类型的运动会影响不同类型的记忆

即使记忆与整个大脑有关，不同的区域也专注于处理不同类型的记忆。额叶和海马对于工作中的记忆依然很重要（比如拿起电话就能拨出你想要拨的号码）。海马对空间记忆也很重要。

颞叶是储存记忆片段的关键，也就是颞叶会让你记得上次圣诞节前夕发生的事情。在很大程度上，记忆存储在它们被应用的大脑区域中，比如，视觉记忆主要存储在视觉皮层中。

令人着迷的是，似乎不同类型的运动可以通过各种方式影响大脑的不同区域的记忆。这使我们想知道不同类型的锻炼是否会对不同类型的记忆产生影响。例如，研究已经表明，单词的记忆可以通过跑步和举重来提高。然而，力量训练似乎对联想记忆有好处，也就是将名字与脸部配对的能力。对于记住放钥匙的位置，跑步和力量训练似乎都可以解决问题。

我们可以从这些研究中得出两个结论。首先也是最重要的一点，如果想增强记忆力，你必须至少进行一种体育活动（你选择做什么并不重要）。其次，如果你想增加所有类型的记忆，从记住你放置的东西到你读过的书，你应该时不时地改变锻炼的内容，确保既有有氧锻炼也有力量训练。但是，如果你必须在两者之间做出选择，应该优先考虑有氧运动，因为它对记忆更有益。

通过同时强化海马和额叶两个部分，我们可以看到，体育锻炼可以在多个方面改善记忆，包括短时记忆（能保存几分钟或几小时的记忆）和长时记忆。即使大多数研究都集中在运动对短时记忆的影响上，但是运动的实际效果是增加所有类型的记忆，无论是关于今天早上发生的事情还是 20 年前发生的事情！

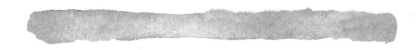

还有什么帮助了脑细胞的新生？

除了运动之外、性生活、低热量饮食（但不是饥饿），以及普通巧克力中的黄酮类化合物都与新脑细胞的神经形成有关。新细胞的减少可能是由压力大、睡眠不足、摄入过多酒精、高脂肪饮食引起的，特别是在黄油和奶酪中发现的饱和脂肪酸。

体能训练与电脑游戏

打开电脑，在网上搜索"认知训练"，你会搜到一千多万条结果。其中大多数是应用程序、游戏和其他能让你的大脑变得更高效的产品广告。"让大脑变得高效"是个很诱人的广告语，难道有人不想拥有一个运转得更好的大脑吗？健脑这个行业通过不同的训练方案，在很短的时间内，便形成了一个资产多达数十亿的行业。认知游戏的年度总销售额超过了 100 亿美元。

最近，在斯坦福大学和马克斯普朗克研究所的支持下，世界上 70 位最杰出的神经科学家和心理学家决定看看，这些健脑的游戏和应用程序是否和它们的制造商鼓吹得一样有效。为了找到游戏是否能提高认知能力的答案，专家们对这一类游戏进行了科学的研究。

他们得出的结论强烈否认了认知游戏的功效。因为他们的研究结果发现，游戏和应用程序所提供的认知训练方法，并不会让你变得更聪明、更专注或更有创意，也不会改善你的记忆。其实，你的认知能力只是在玩游戏时变得更好了而已。填字游戏和数独游戏等游戏通常被称为大脑体操。可是你如果通过玩填字游戏训练自己的大脑，那么变强的只有玩填字游戏方面的能力，别的方面的能力并不会增强。

相比之下，有越来越多的研究一再表明，体育活动和锻炼可以真正加强我们所有的认知功能。如果你还在抵触这个问题，那说明你没有好好地读这本书！在体育训练和认知训练之间的竞赛中，体育训练领先了一大步。

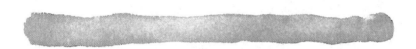

改善记忆的正确处方

在理想情况下，你应该交替进行心肺（耐力）训练和力量训练。大多数研究都集中在有氧训练对海马的影响上，但有些对记忆的特殊影响只能通过力量训练来实现，或者至少很大程度上只能通过力量训练实现。

正确的锻炼时间是在学习之前或学习当中。

不需要全力以赴——只需要散个步或轻松慢跑。

锻炼要持续、定期。当然，你可以通过一次锻炼改善记忆力，但就像对许多认知能力的影响一样，你如果有耐心并且连续几个月坚持体育锻炼，记忆力会提高很多。

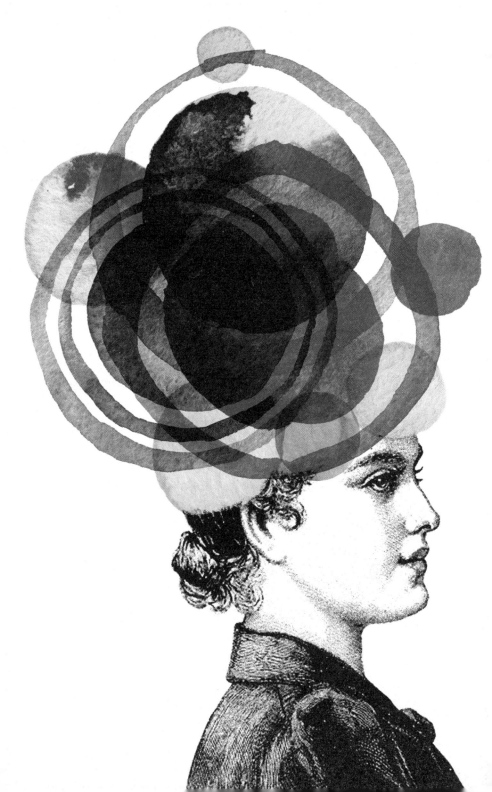

第 6 章　培养自己的创造力

在我双腿开始移动的那一刻，我的思维也开始了流动。

——亨利·大卫·梭罗（Henry David Thoreau）

著名的日本作家村上春树（Haruki Murakami）写出了全球销量高达数百万册的图书。他的名字长期出现在众多重要的文学奖项的获奖名单里，并且经常被视为诺贝尔文学奖的热门人选。如果有人想知道村上从哪里获得写作的灵感，看看他 2008 年写的自传标题就知道了——"当我谈跑步时，我谈些什么"。在这本书中，村上详细地描述了他的创作过程：当需要写作时，他凌晨 4 点起床，一直工作到上午 10 点。然后在午饭后跑 10 公里，接着游泳。当天剩下的时间里，他会听音乐和阅读，接着在晚上9 点左右就寝。村上会在需要写书的 6 个月内每天遵循这样的规律，直到这本书写完。村上认为，体力对于写作和创造力都很重要，所以他需要从锻炼中获得体力。

　　认为锻炼对创作有难以估量的效果的人远远不止村上一个。有一大批的作家、音乐家、演员、艺术家、科学家、企业家见证了锻炼是如何让自己变得更有创造力的。

灵感来自跑步后

运动对创造力的影响，是我对"体育活动如何改变大脑"这个话题感兴趣的原因之一。我常常在出去跑步或打网球后，产生一些奇思妙想。起初，我以为这只是一个巧合，或许只是外出让我变得更加警觉。但新的想法一次又一次地出现，并且在我运动后的几个小时内表现得非常明显。因此我开始怀疑，锻炼是否真的会让我变得更有创意。当我读到有关创造力和体育活动的研究时，我才意识到，我有这样的经历明显不仅是因为更兴奋或更警觉。

散个步，创造力就提高了

许多富有创意的人都用他们自己的例子，讲述了运动如何奇迹般地成就了他们的创造力。据说阿尔伯特·爱因斯坦是在骑自行车时想到了相对论。贝多芬，有史以来最伟大的音乐天才之一，尽管在四十多岁时就耳聋了，但还是创作了三首交响曲。在白天，他经常会停下创作，走一段长路来寻找灵感。查尔斯·达尔文（Charles Darwin）会围绕着他在唐楼（Down House）的家进行长达一小时的漫步——他称之为"思考之路"。正是这一段漫步，让达尔文写出了《物种起源》（*The Origin of Species*，可能是生物学领域迄今为止最重要的著作）。更现实的例子是苹果公司已故的联合创始人兼首席执行官史蒂夫·乔布斯（Steve Jobs）。他会定期举行步行会议，因为他觉得这样比在会议室围绕着桌子开会更有效率。他的做法似乎也激励了硅谷的许多精英，比如脸书创始人马克·扎克伯格（Mark Zuckerberg）和推特的创始人杰克·多尔西（Jack Dorsey），也做过同样的事情。

不同类型的创造力

虽然这些有关"运动有助于提高创造力"的轶事看起来很动人，但它们缺乏确凿的证据。在我们宣称运动可以让你打破常规思维以及讲述如何最好地实现这一目标之前，我们需要找出什么是创造力，以及你如何测试创造力。

所谓的具有创造性的东西必须既新又有意义。比如，复制别人的工作并不是有创意。此外，创造的东西必须能实现某种目的或功能，因为无意义的发明也不能算是有创意。

在创新研究中，我们经常对两种创造力进行区分：发散思维（divergent thinking）和趋同思维（convergent thinking）。发散思维是经典的头脑风暴：通过广泛思考和使用大量的关联，为问题提出许多不同的解决方案。典型的发散思维测试称为多用途测验（Alternative Uses Test），是一种基于单词关联的测试。例如，实验者会给你"砖块"这个单词，在规定的时间内，你必须想出这个单词尽可能多的用途——比如在房子里建造一堵墙、用作镇纸或门挡。评判标准不仅是答案的数量，而且还有这些答案的详细程度以及彼此之间的差异程度。最理想的情况是，你给出的每个答案都是独特的，而且其他的测试者都没有想到。然而，完全不切实际的答案并不算数，比如使用砖来制造太空火箭。

这个测试听起来可能很简单，但它已被证实可以非常准确地反映一个人的创造力水平。我可以证明这个测试并不简单，尤其是在有限的时间内。这项测试的最大优点是它只衡量一个人的创造力，而不是智商，相应地，智商高的人并不一定会比其他人做得更好。实际上，高智商的人常常会在测试中卡住。

趋同思维与发散思维差不多截然相反。趋同思维不是集思广益，而是快速达成一个正确的答案，这个答案通常是众多答案的共同出发点。举例来说，现在给你三个单词，让你快速找到它们的共同点，比如，"中央公园""现代艺术博物馆""帝国大厦"。这三个词的共同点是，它们都是纽约市的旅游景点。换句话说，这个问题只有一个或为数不多的几个正确答案，其余的答案都是错的。趋同思维比发散思维更强调速度和逻辑，并且对于大脑负荷的要求更高。尽管目标是找相同点，趋同思维对于创造力、艺术、科学探索都非常重要。

给你的想法来点运动

最近，由于这些测试的进行，我们有了科学证据证明运动可以提高创造力。斯坦福大学的科学家就这一话题进行了一项更为优雅的研究。他们让 176 名受试者参与几项不同的创造力测试。有些人的测试在散步后进行，其他人则在休息后进行。

这项标题为"给你的想法来点运动：散步对创造性思维的积极影响"的研究给我们的猜测提供了依据。在运动时接受测试的受试者中有超过 80% 的人得到了更好的结果。运动带来的效果也很显著。平均而言，散步组的测试结果比没有散步的受试者要好 60%，这主要体现在头脑风暴和产生新想法的能力上。然而，趋同思维（即找到正确答案或共同标准的能力）却没有在散步组中看到改善。这基本上说明了体育活动似乎促进的是创新能力而不是逻辑。该研究的合作者玛丽·奥佩佐（Marily Oppezzo）发表了以下声明："我们不能说散步会让你变成当代的米开朗琪罗，但它可以在创作的初始阶段帮你快速入门。"

散步可能不会让你变成当代的米开朗琪罗，但可以在创作的初始阶段帮你快速入门。

运动比环境和氛围更重要

据说改变一个人所处的环境，可以激发一种不同的思维方式。当然，这可能有一些道理，但斯坦福大学的研究表明，散步的地点对于创造力的改善并不重要。一些测试对象在大学校园周围散步，而其他人则在跑步机上散步，只有一堵灰色的墙壁可以盯着看。尽管如此，在外面散步和在跑步机上散步的人都能提高创造力。

为了验证创造力的改变是由散步而非周围环境引起的，一些受试者被要求坐着轮椅在校园里"散步"。换句话说，他们与那些真正散步的受试者拥有相同的环境，只是活动量远没有那么大。猜猜结果如何？影响创造力的当然不是环境。因为即使两组受试者走的路相同，散步的受试者的创造力也增加得更多。可见环境的变化对创造力没有太大影响。对创造力影响大的是我们对走路或跑步的选择，而不是走路或跑步的地点。

锻炼会改变脾气吗？由于活动后情绪有所改善，所以创造力的提高也许是因为锻炼后人的总体感觉变得更好了。但是，情况似乎并非如此。运动后的创造力测试表明，有的受试者即使是在锻炼后自身感觉不好，也能在创造力测试中表现得很好。

所以说，创造力的改善和自我感觉更好是两回事。也可以说，新鲜的想法可以通过体育锻炼获得，但不能通过诸如改变环境或情绪等情况来解释。

跑步还是散步？

那项斯坦福大学的研究测试的是受试者在校园里散步后的表现，但是为了能最大限度地提高创造力，你应该散步还是跑步？我差不多可以确定地说，在同等的努力程度下，跑步的效果会比散步更好。的确运动得多，回报也多，但要达到效果，需要维持至少 30 分钟的运动时间。创造力的提高主要表现在运动后，这显然是一种理想的情况。你可以在散步的同时进行头脑风暴，但在跑步时不会有那么多收获。

我们的创造力会在锻炼后维持多久？整个余生吗？可惜没有。创造力的提升是相当短暂的——它会在锻炼后的若干个小时内增加，然后逐渐消失。这时如果我们还需要灵感，就必须再去散步或跑步，就像村上春树和他的日常跑步一样。然而，从创造性的角度来看，全力以赴地运动到精疲力竭是不明智的，因为这样的举动反而不会提高创造力——实验已经证明，在锻炼后的创造力测试中，过度锻炼的人的表现往往更差。

不知道为什么，创造力的提高只能持续如此短暂的时间，它停止于我们感到疲惫时。我们已知的是，当我们四处走动时，流入大脑的血液会增加。当大脑获得更多血液时，它可以更有效地工作，并且认知能力（包括创造力）会提高。然而，如果我们的锻炼到达令自己疲惫的程度时，流向大脑的血流就会减少，因为肌肉在此时需要更多的供给才能达到最佳状态，所以血液会从大脑转向肌肉。大脑中的血液减少可能会减弱思考的能力。

　　你也许有过几次疲惫到脑子转不动的经历？不过这种疲惫后的下降只是暂时的，长期来看，没有证据显示创造力会因为长期的高强度锻炼而减少。

找到合适的运动量

　　人人都会因为锻炼而变得更有创造力吗（哪怕只提高了一点点）？是的，都会提高，同时你需要达到合适的锻炼强度，才能看到好的结果。身材健美的人如果在骑双人自行车的同时进行创造力测试，那么他们在测试中的表现会更好。而让一批完全不运动的人接受同样的测试，他们的创造力却似乎没有改善。此外，他们的创造力可能在训练后几个小时就开始恶化，即使锻炼的强度看起来不怎么激烈。这可能是由于疲惫使大脑血流减少。对于一个从来不锻炼的人来说，即使是一项不紧不慢的运动，也可能让自己感到筋疲力尽。

　　所以，你如果想通过锻炼来提高创造力，就需要确保自己有足够强的体质，这样才能看到积极的效果。如果你还没有达到这一点，但仍希望通过训练来增强你的创造力，那么最好选择悠闲地散步或慢跑，这样就不会完全耗尽你的精力了。

天才还是勤奋？

　　在一封被保留下来的信件中，莫扎特解释了他如何创作音乐。整个创作过程看起来非常神奇。这位传奇作曲家描述了他如何不用乐器创作他的音乐杰作：他从自己的大脑里听到了完整的音乐作品，然后单纯地把它们写在纸上，好像它们已经被编成了一首完整曲子一样。之后，当交响乐团演奏这些音乐章节时，音乐听起来就像他第一次从脑海里听到时一样美妙。这种艺术天才的巨大创造力无疑是非常引人注目的，这个故事经常被当作例子，用以描述那些极富创造力的人的大脑是如何以我们凡人几乎无法想象的方式运转的。问题是，那封信是假的。莫扎特根本没有以这种方式写出过他的交响曲。所有事实都表明，他的创作都是有目的的，并且在创作过程中，他会使用音乐理论以及其他既定的方法来写作。他也花了无数个小时来微调不同的章节，重新加工、修改、再重新加工……直到自己满意。莫扎特的经典之作更多的是勤奋的产物，而不是一些胡思乱想的收获。

另一个类似的故事是牛顿，内容与他对万有引力定律的构想有关——确实像口耳相传的那样，一个苹果从树上落下，砸在了他的头上。然而重要的是，他之前研究了数十年的数学和物理学，才想出了这个定律。然后他花了 20 年的时间，从被苹果砸中的经历里，推出了完整的理论。

当然，莫扎特和牛顿都可能有他们的"尤里卡"[①]（Eureka）！但是事实都表明他们并不是被灵感随意地击中了，相反，其中有一个漫长而艰苦的过程。这并不意味着每个付出努力的人都可以像莫扎特这样创作开拓性的音乐作品，或者像牛顿一样为科学做出开创性的贡献。但这肯定意味着，如果愿意尝试，我们都可以训练和调整我们的创作能力。

---

① 灵光闪现的一刻。——译者注

量变引发质变

你属于那种能提出大量理论的人（比如联想能力很强，头脑风暴时能提出一个接一个的建议）吗？或者你属于那种只提出少数建议，却能保证提出的个个都是好建议的人？事实上，前一类人的创造力被证实更有效。

在测试人们在发散思维中表现出的创造力时，那些有很多想法的人也同时拥有更多好主意。这听起来可能是废话，但值得我们仔细探讨其中的意义。你如果有很多想法，就有更大的可能性遇到一个好的想法，即使剩下的那些想法不怎么好。如果只有一两个想法，那么遇到无法拒绝的好想法的可能性也不大。

对于我们大多数人来说，我们必须付出更多的努力来产生更多的想法。莫扎特和牛顿的虚构故事削弱了创造力的重要性。锻炼不仅有利于发散思维和趋同思维，还有助于为我们提供思考的能量。当你的身体和精神都因为体育锻炼变得更强壮时，你的工作能力也会有额外的提升——正如村上春树在他高产的写作期间所表现的那样。因此，经常锻炼，好的想法迟早会出现。

创造力如何发挥作用

我们对大脑在创新中所发生的变化已有了突飞猛进的了解。我们不再将创作过程视为某种我们不知道如何操作的黑匣子。

我们已经开始理解，为什么有些人比其他人更有创意。对于创造力的探索，研究人员不仅将他们的研究兴趣引向大脑的部分区域，如额叶（我们更高的认知功能的所在地），还延伸到了大脑内部更深处的区域：丘脑。

丘脑的信息分类

我们的大脑在不断分析着大量信息——我们在这个时刻所看到和听到的信息；我们的手臂和腿的位置信息；房间里的冷暖信息；当我们呼吸时，肺部充满空气的信息；我们的心跳得多快的信息。我们的大脑日夜不间断地接收这些信息。我们只能意识到其中一些信息，而不能意识到其余的变化。我们通常不太会思索自己的呼吸或腿是如何放置的，尽管这些问题对我们来说很重要，会保证我们的身体正常运作。如果所有这些信息都被传达到了我们的意识中，那么除了事件给我们的第一印象之外，我们无法专注于任何事情。

丘脑是大脑的一部分。作为意识的一种过滤器，它能防止我们的大脑被巨大的信息量淹没。丘脑在大脑中的位置，就像所有辐条集中指向的自行车轮毂中心。丘脑坐落在如此重要的位置并非偶然。信息从大脑的不同区域（例如视觉中枢）汇聚到丘脑，此时丘脑会选择让哪些信号进入我们的意识。丘脑就像一位行政助理，帮助老板选择应该参加的会议（分别用来比喻大脑皮质和我们的意识），以及他可以坐哪里。如果丘脑不能正常运转，那么大脑皮层就有可能因信息超载而无法工作，就像老板有一个无法做出决定的秘书那样——他只能一直开会，工作效率低下。

跳出思维的局限

如今，我们认为这种信息过载发生在我们称之为精神分裂症的精神疾病中，患者与现实失去联系并会产生诸如妄想和幻觉等症状。许多事情都将精神分裂症的成因指向大脑同时接受了太多强烈的刺激，它因此很难判断现实世界。这导致受折磨的个体下意识地创建了一个与周围环境不同的虚拟境界。精神分裂症患者经常表现出非常奇怪的思维模式。我有时会遇到一些产生极度妄想的人——我们无论怎样都无法跟上他们思维的节奏。

但事物总有两面性。丘脑允许大量信息通过的做法并不总是一个弱点或一定会导致精神疾病。它似乎也与人们的创造力有关。大量的信息可以引导我们做出合情合理的联想，并跳出固定的思维模式。如果我们的大脑皮层和意识接收到许多信号，我们从不同角度看待事物的机会也会增加。

那么我们的大脑如何运作？为了使丘脑过滤器正常运作，我们需要多巴胺（是的，它在这里也扮演着重要的角色），但不能太多或太少——只能刚刚好。如果多巴胺水平偏离常规，丘脑可能会让超过正常值的大量信号通过，导致信息过载，这样可能好，也可能不好。

换句话说，丘脑中多巴胺水平的变化可能与增强的创造力以及精神疾病有关。事实确实如此。瑞典卡罗林斯学院的教授和神经科学家弗雷德里克·乌伦（Fredrik Ullen）通过实验得知，在创造力测试中表现出较好的发散思维的人，丘脑中的多巴胺接收器也较少，这导致他们积攒了高浓度的多巴胺。因此，他们的丘脑可以传递更多信号，让思维更有创意。

有趣的是，精神分裂症患者在创造力测试中表现得很好（尽管他们丘脑中的多巴胺受体看似较少），但对他们来说，这会导致精神病而不是创造性思维。那么决定我们最终成为精神病患者或创造性天才的东西到底是什么？我们现在还不能确定。如果我们的大脑在其他方面已经运转得不错了，那么增加的信息流可以是一种资本，而不是一种负担。也可能是大脑具有足够的弹性来处理信息增加的压力，而不必转而创造其他现实。你可以产生很多原创的、新颖的、非同寻常的自由联想并且不会变成精神病患者。但是，如果你的大脑无法正常地处理事情，它也就无法处理大量信息，那么你可能患上精神病，并与现实脱节。

谈到大脑的运转时，黑白分明的情况是很少的，不太会出现你要么拥有一种能力，要么没有的情况。所以那些让大量信息通过丘脑的人并不是只有创作天才和精神病患者两种状态。你会处于两者之中的灰色区域内，表现出两种特质，只是程度不同。创作天才和精神病患者之间存在着一个宽广的频谱。有些人可能不得不处理大量数据，但他们的大脑仍然应付得了。在他们生命中的某些时候，他们可能表现出与精神病有关的症状，而在他们的大脑运行得很正常时，他们可以创造出别人梦寐以求的东西。

天才在左，疯子在右

历史上有很多人向我们展示了创造力与疯狂的关系。两个著名的例子是艺术家文森特·凡·高（Vincent van Gogh）和哲学家弗里德里希·尼采（Friedrich Nietzsche），他们都极具创造力，但也都曾在生命的不同时期患上精神疾病。最近的一个例子是诺贝尔经济学奖获得者约翰·纳什（John Nash），他本身就是卓越的创造力与严重的心理问题的结合体。由罗素·克劳（Russell Crowe）在奥斯卡获奖影片《美丽心灵》（*A Beautiful Mind*）中所扮演的纳什，是世界领先的数学家之一，他恰好也患有精神分裂症。他能听到奇怪的声音并且妄想自己被跟踪、被威胁、被阴谋反对。他发现自己的痛苦既是一种上天赐予的礼物又是一种诅咒。"如果我能够正常思考，我将永远不会拥有这么好的学术灵感"，谈到自己超凡的创造力时他这样说。

许多极具创造力的人没有患上精神疾病，但可以在他们的家族史中找到精神病的痕迹。我们这个时代最伟大的思想家之一，阿尔伯特·爱因斯坦，有一个患精神分裂症的儿子。全才的伯特兰·罗素（Bertrand Russell）是一位哲学家、作家、政治家，他的很多亲属都患有精神分裂症。大卫·鲍伊（David Bowie）是过去几十年内的杰出音乐人物之一，他有一位患精神分裂症的兄弟。

这种联系的一个可能的解释是，创作天才和他们患病亲属的丘脑都面对着很大的信息量（即一个更强烈的思想流），但他们中的一些人的大脑可以处理多余的数据，知道如何使用它们。这就是他们成为天才的原因。与此同时，他们的亲人的大脑不那么有弹性，就患上了精神疾病。

加速你的思维，和你处理它们的能力

额叶对我们来说似乎是至关重要的，它引导思想流（flow of ideas）通过丘脑，并从中获得一些东西。运动能通过在短期内增加血流量，使额叶更好地发挥作用，其他方面的机制我们在"让注意力更集中"一章中已经提到了。体育活动和锻炼能促进我们把思想流转化为实际的想法。

此外，锻炼不仅影响我们处理思想流的能力，也可以影响思维本身。我们不确定究竟什么类型的机制应该对此负责，但有一种可能性是身体活动影响了多巴胺，这对于丘脑的过滤功能至关重要。然而，多巴胺既不是越多越好，也不是越少越好。大脑的整个系统非常复杂，强调某样东西太多或另一样东西太少的理论往往过于简单化。相反，看待这种情况的一种比较好的观点是，不同的系统间或多或少都在磨合，并且，体育活动能微调多巴胺的控制系统，继而影响你的感觉和丘脑通过的信息量，从而影响你的创造力。

我们很多人天生就有不同程度的创作天赋，这是我们无法决定的。然而，之后我们对这种天赋的所作所为则完全取决于我们自己。有许多对创造力很重要的因素，但事实是，体育活动是最重要的因素之一。你在工作中遇到棘手的问题了吗？你是否难以找到写书的灵感或宣传新公司的好点子？如果是这样，那就去跑步吧！如果跑步可以为村上春树和贝多芬创造奇迹，它也应该能够帮助我和你。

提高创造力的正确处方

跑步（或者进行同等活动量的运动）是提升创造力的最佳方式。散步也很好，只是不会那么有效。

至少跑二三十分钟。之后你会感受到运动对你的创造力的影响，这种影响会持续约两个小时。

不要运动到筋疲力尽，因为极端高强度的锻炼后，创造力会持续减少几个小时（尽管不是长期的）。

确保你的身体健康，因为在健康的情况下，运动对创造力的影响是最强的。

锻炼主要提高了头脑风暴的能力，但效果可能因人而异。

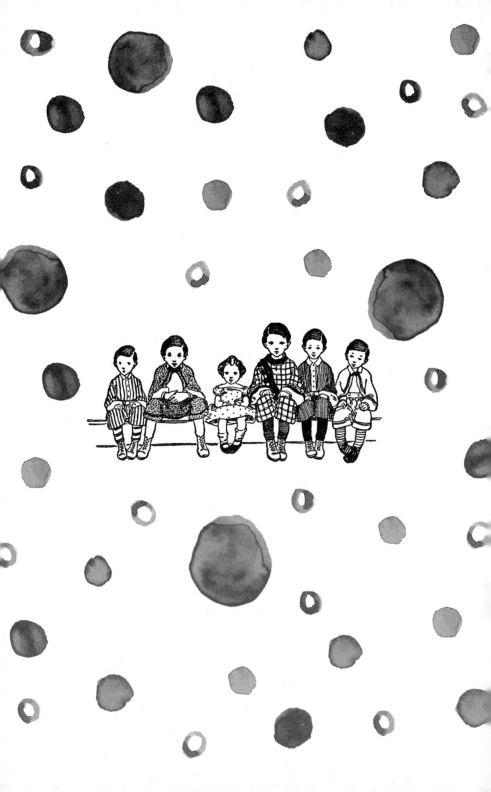

第 7 章　成长中的大脑

为了充分发挥孩子们的潜力，应该让他们多活动。

——凯瑟琳·戴维斯（Catherine Davis）

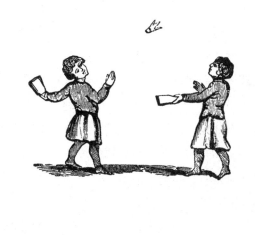

国际学生评估项目（PISA）是一个国际通用的测量 15 岁儿童学习成绩的方法，用于比较不同国家学生的学习能力。2013年 12 月，PISA 测试的最新结果被公布出来，这对我的祖国瑞典来说是一个重磅炸弹。瑞典学生不仅比韩国、新加坡、中国香港等地（这些地区的名次排在前位）的学生落后很多，与其他经合组织（经济合作与发展组织）国家的学生相比，也低于平均水平，并且在北欧邻国中排名垫底。瑞典学生的数学、阅读、科学水平都处于特别糟糕的状态。最糟糕的是，我们还走向了错误的方向——瑞典是排名下降最多的国家。

此后瑞典国内发生了激烈的辩论，许多人似乎对如何扭转这种局面很有想法。但在我看来，相关的讨论应该减少对教学方法和班级规模的关注，更多地关注那些对儿童的记忆和学习能力产生巨大影响的方面——比如让他们多活动。如今，孩子们根本没有得到足够的体育教育。

影响儿童学习水平的不仅是课堂上所教授的内容，研究结果清楚地表明，运动能增强儿童和青少年的学习能力。校园体育活动比足球场或体育馆里的比赛要重要得多——这绝不是为了赢球或让孩子们擅长某种运动。校园体育活动的设置是为了提高学生学习数学和英语的能力。

更多的体育课——更高的数学成绩

最有说服力的科学证据表明，运动可以提高儿童在"三R"（阅读、写作、算术）方面的学术成绩。这些学生并非来自美国常春藤盟校，而是来自瑞典南部斯科讷省（Skåne län）的本克弗卢（Bunkeflo）。在这里，科学家观察了两个班级的小学生参加体育活动的情况。在同一所学校里，一个班级是实验组，而另一个是对照组，他们被要求每周在体育馆参加两次制定好的体育课程。

除了参加体育运动外，这两个班的孩子在各个方面的特征基本相当。他们都住在同一地区，在同一所学校就读，并学习相同的科目。接下来发生了什么？作为初学者，那些每天去体育馆的孩子的体育成绩比其他人高——这是必然的。然而，出乎意料的是，他们在数学、瑞典语、英语方面的表现也更好，而且他们没有接受任何有关的额外辅导。这种影响持续了很多年。九年级毕业时，运动班的孩子中拿到好成绩的人数比对照班多。这些影响在男孩中特别明显。通常情况下，女生的成绩要比男生好，但在参加体育课的孩子中，这种性别差异不太明显。除了体育活动，没有其他的方法能达到这样的结果了。

除了斯科讷省，我们在其他地区的研究中也看到类似的结果。美国科学家在观察 250 名三年级和五年级的小学生时也注意到了这一点。在这项研究里，他们采用了一种测量技术，将心血管健康、肌肉力量、敏捷性也考虑在内，以便全方面地评估受试者的身体健康情况。他们当然也测试了孩子们在学业上的表现。这个研究的结果也很明了：身体健康的孩子在数学和阅读理解方面表现得更好。他们越健康，成绩就越高。超重的儿童情况则相反：孩子的体重越重，他的考试成绩就越差。人们曾普遍认为，超重的儿童更具有学术思维，而身体活跃的儿童只是表现得更聪明——这已被证明是没道理的。

单单从 250 名美国学生和斯科讷省的两个班的学生中就得出结论是否太片面了？在内布拉斯加州，将近 1.2 万名儿童接受了测试，结果表明，身体更健康的儿童在数学和英语方面的成绩要好于那些不怎么健康的儿童。然而，超重——这个美国社会的主要健康问题，此时并没有改变测试的结果。超重儿童的得分并不比正常体重的儿童低。

那么运动如何让孩子们在数学和语言方面更好？正如你在"跑出好记性"一章中所读到的那样，身体活动使身体活跃的成年人的海马（我们的记忆和情绪控制中心）进一步成长。儿童的海马也会生长。

用 MRI 检查 10 岁儿童的大脑时，人们发现身体健康的孩子大脑里的海马更大。海马是大脑最重要的区域之一。这些变化与健康儿童在记忆测试中表现得更好有密切的关系。因此，健康的身体状况会产生更大的海马和更好的记忆测试结果。

更重要的是，测试越复杂，身体好和身体不那么好的孩子之间的差异就越大。在简单的记忆测试中，差别不是太明显，在复杂的测试中，体质好的孩子做得更好。

锻炼一次就见效

正如运动能对成年人的大脑产生即时的影响一样，运动对儿童的大脑也会迅速产生强烈的影响。让9岁的孩子活动20分钟，他们的阅读能力明显会变得更好。这么短时间的运动竟然改变了孩子们的学习能力！这种情况发生的原因我们不确定，但我们确信，儿童的注意力在他们活动后会立即得到改善。因此，我们可以假设，注意力在提高学习能力上发挥着重要作用。

就像我们研究要让成年人的健康状况改善，需要至少多少运动量一样，我们也研究了如何通过体育锻炼来改善儿童的注意力。结果相当令人惊讶！让青少年慢跑12分钟后，他们的阅读理解和视觉注意力都得到了改善。这种效果持续了接近1个小时，但事实上，只需要活动4分钟（是的，就是4分钟！），我们专注和警觉的水平就可以得到提高，10岁的孩子也可以保持不分心。

体育活动能改善的不仅是儿童的注意力和记忆力。今天我们知道，在年龄4～18岁常活动的孩子身上，几乎所有的认知能力都有所提高。多重任务处理、工作记忆、专注……一切都可能变得更好。决策能力（即执行力）也是如此。

执行力听起来似乎只是公司董事需要具备的特质。然而，即使是孩子，也需要有主动性和决策能力。他们需要能够计划、组织、专注于他们现在所做的事情，即使他们会因一些事情分心，比如手机。孩子们也必须能够阻止自己被他们所感受到的每一种

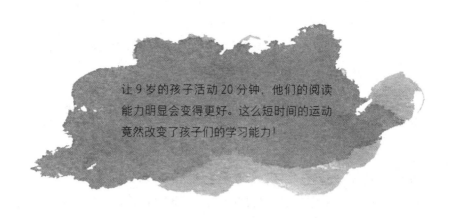

让 9 岁的孩子活动 20 分钟，他们的阅读能力明显会变得更好。这么短时间的运动竟然改变了孩子们的学习能力！

冲动所支配。因此，这样说并不轻率——要想让儿童取得良好的学业成绩，执行力是必要的。

压力较小的孩子

确实，童年时期参加体育活动，会对后来的人生带来积极的影响，这种影响不仅是学业上的成功和必要的执行力。同时，孩子们对压力也变得不那么敏感了。科学家研究了 258 名二年级的芬兰小学生，以了解他们对压力的反应，以及他们在压力面前表现出的脆弱性与他们的身体活动水平之间是否存在联系。直接问 9 岁儿童他们平时的运动强度，通常不能得到可靠的答案，所以他们给每个孩子配备了计步器。他们通过模仿日常出现的压力来测试孩子们对压力的抵抗程度，例如在做算术题时规定时限或向他人做报告——通常认为这些对儿童和成年人来说都是高压任务。

事实证明，运动与抗压力之间的联系是显而易见的。每天走了很多路的孩子并没有像没有走路的孩子那样，对压力表现出强烈的反应。这些活跃的孩子不仅表现得更平静，而且应激激素皮质醇的水平也并没有像久坐的孩子那样，在完成高压力算术和演讲时上升许多。皮质醇水平的稳定是强有力的证据，表明身体活跃的孩子能更好地适应压力。

如果在阅读这些研究时，你感到内疚（特别在你的孩子对健身房或运动不感兴趣并且沉迷于玩电脑的情况下），我完全能理解。如何让他们变得活跃起来？一个好的起点是让你的孩子选择他喜欢做的事情。美国科学家试图采用这种策略，让缺乏体育活动又常常久坐的超重小学生放学后聚在一起活动身体并坚持下来。为了让孩子们参与体育锻炼，他们让孩子们选择自己喜欢的活动——什么类型的体育活动都可以。有些孩子选择跑步，有些孩子选择跳绳，还有一些孩子选择打球。结果，这些孩子们的数学成绩在没有获得额外补习的情况下就自己提高了。而且他们活动得越多，数学成绩提高得就越明显。有些孩子运动20分钟就提高了数学水平，但提高最多的孩子至少活动了40分钟并且活动时有明显的心率增加——达到了150次/分的最佳水平。

这些运动所带来的正面影响并不仅体现在数学水平的提高上。研究人员对原本不喜欢运动但是被要求参加运动的超重孩子的大脑进行了MRI检查。MRI图像显示前额叶皮层（前额后面的区域）——抽象思维、注意力、计划中枢的活跃程度已经上升。该研究的作者以数字或表格之外的方式总结了这一发现："为了让儿童充分发挥潜力，需要让他们活动起来。"

短期与长期

现在我们把所有的证据都放在一起看，锻炼对儿童大脑的影响无论是从短期还是长期来看都很明显。通过一次体育活动，孩子的注意力长度、注意力强度、阅读理解能力就可以提高。而且这样的效果会在持续若干个小时后再慢慢退去。和成年人一样，如果让孩子们规律锻炼几个月，他们将长期受益。同样，与成年人一样，孩子们选择什么样的活动并不重要。跑步、比赛、参加网球或足球比赛对孩子们来说都有同样的正面作用，重要的是提高心率。因此，问题的关键不是孩子们以哪种方式活动身体，关键是让他们活动起来。

从大脑发育的角度来看，年龄会影响运动所带来的效果吗？我们目前还不知道详细情况，但许多线索表明，小学生从体育活动中获益更多。

运动可以加强孩子大脑的不同区域

我们现在知道运动是如何增强成年人的大脑的了。我们也知道孩子的大脑会因体育活动而改变。此外，我们还知道大脑本身是如何变化的。我们把大脑划分为灰质（gray matter）和白质（white matter）两部分。灰质（也称大脑皮层）是大脑的最外层。它的厚度仅为几毫米，而且也不是灰色的——更接近于粉色，因为这一部分里有许多为大脑提供血液的血管。人类的高等活动都发生在灰质里。大脑所接收的信息被分类储存在灰质里。因为灰质独特的能量消耗，人们觉得它是"奇迹"的发生地。灰质的能量需求占大脑总能量需求的90%以上，即使它只占大脑体积的40%左右。

灰质下方是白质，它能在大脑的不同区域之间传递信息。白质由神经细胞的长突出物（称为轴突）组成，脑细胞用它们相互通信。如果把灰质当作一组计算机，白质则是连接计算机的电线，它们在各台计算机之间传递信号。

白质的苍白色来源于神经细胞上被称为髓鞘（myelin）的绝缘物质，其中含有大量脂肪。髓鞘改善了脑细胞之间信号的传导。

灰质和白质对我们的身体机能都至关重要。的确，灰质负担了大脑中大部分繁重的工作，但如果白质里的轴突不起作用且无法传递信号，大脑将无法正常进行这些工作。的确，只有所有零件都连接正常，计算机才能运行。

对经常参加体育活动的孩子来说，灰质和白质哪部分变化较大？答案是：都一样！人们首先在海马中发现了灰质的生长（海马也是灰质的一部分）。然而，体育活动和锻炼也能强化白质。经常活动的儿童的白质会发生改变。像灰质一样，白质会因为运动而变得更厚更紧致。这基本上意味着，白质变得更有效率了。站在科学的角度，我们将这称为白质完整性。

回到那个把白质比作连接计算机之间的电线的例子，在经常活动的儿童的大脑中，这样的连接运转得更好。白质运转良好意味着大脑的不同区域之间能更有效地交流信息，使整个大脑运行得更好。

毫无疑问，即使决定认知能力的是灰质，白质对于认知能力来说也很重要。事实上，白质与学习成绩有着特殊的联系。科学家用DTI（弥散张量成像，一种特殊的核磁共振）检测小学生的大脑，扫描结果显示大脑左侧的白质与数学能力有关。我们不能确定强化白质是否一定会让孩子在学校里表现得更好，但我们仍然有充分的理由相信，强化白质对学习有所帮助。

好在运动对白质（大脑的电路系统）产生的益处不仅影响儿童。任何年龄段的人的白质似乎都能从体育运动和锻炼中获益。

老年人的白质状况与他们运动的积极性有很强的关系。对白质影响最大的不是剧烈运动，而是日常活动。只要不是天天坐着就好，没有必要为了健脑而跑马拉松。

你的双脚有助于你思考

现在，站立式办公桌在办公场所已变得很受欢迎了。对于大多数人来说，选择站着办公的最大理由是，在我们工作的同时燃烧额外的卡路里。确实，站立时比坐着时多消耗了差不多两倍的热量——但是站着办公对燃烧卡路里的帮助远远不如对大脑的影响大。无论你是在学校还是在工作，站立的主要好处就是——让大脑运转得更好。

科学家用一系列的认知测试测量了七年级学生的学习能力。在学校开始使用站立式课桌后，学生们表现出了更集中的注意力、更好的工作记忆和执行力。这些测试囊括了获得好成绩所必需的素质，例如阅读理解、记忆知识、按部就班解决问题的能力。站立式课桌的使用让测试结果差异显著——学生认知水平平均提升了10%。

当然，科学家们并不满足于这些认知测试的结果。他们还用MRI扫描了学生们的大脑。（我猜，你现在已经注意到了这类研究的套路：首先进行心理测试，然后进行MRI扫描以了解大脑是如何工作的。）测试结果甚至看起来都很熟悉：那些在进行扫描前一直站着的孩子的大脑额叶区域的活动恰好有所增加，这些区域对于工作记忆和执行力至关重要。

科学家们在上课时站着学习的孩子身上观察到了类似的结果——额叶活动的强度增加（代表着更好的工作记忆和更好的专

注力），就和在跑步、走路、活动身体的成人和儿童身上看到的一样。结论很简单：我们的双脚有助于我们思考！在学校里，站着的孩子更善于集中注意力和学习。

肌肉与头脑并存

就在几年前，没有多少人相信，参加体育活动可以这么大程度地改变儿童或成年人的大脑。但我们已经了解到，锻炼能让我们更好地接受和对抗压力，还会改善我们的记忆力，让我们变得更有创造和专注力。这些能力是我们通常所说的认知或心理层面的东西。智慧是同时衡量所有认知能力的标准。如果四处走动会增强我们的认知能力，那么运动应该会提高我们的智商。是这样的吗？运动能让我们更聪明吗？如果是这样，那就太完美了。

早在20世纪60年代，科学家们就开始弄清楚运动是否可以提高智力。但事实证明，这说起来容易，做起来难。主要的困难是，我们不知道是先有鸡还是先有蛋：如果结果表明身材健美的人也非常聪明，我们不知道这是因为锻炼让他们更聪明，还是聪明人更愿意锻炼身体。

来自100多万瑞典男性的数据为这一谜题的解决提供了重要的线索。直到几年以前，所有年满18岁的瑞典男性都必须服兵役。在刚入伍的几天内，科学家们对新兵进行了一系列测试。科学家通过让新兵骑脚踏车来测试耐力，而踏板的阻力会在测试过程中不断增加。我自己也体验了这项测试，它非常难——下车后我几乎站不起来。当骑自行车的测试结束时，科学家紧接着会对新兵进行肌肉力量的测试，最后是心理评估。这一天的测试以智力测试收尾。

在 26 年的时间里，超过 120 万名 18 岁的年轻人完成了这些测试。最近的结果表明，运动和智商表现出了非常明显的相关性：平均而言，健康的年轻人更聪明。那些在健康测试中表现良好的人在智力测试中的得分会比那些不太健美的新兵更高。

锻炼能让我们变得聪明吗？

到底是体育锻炼让这帮年轻人变得更聪明，还是聪明的新兵锻炼起来比其他人更有效？为了回答这个问题，科学家们研究了一组同卵双胞胎。要是说哪个因素比其他任何因素更能解释你的智商，那就是你父母的智商。智力在很大程度上与遗传有关。同卵双胞胎的基因完全一样，并且通常在同一环境下成长。同卵双胞胎在智力测试中的得分通常差不多。在参与研究的数百万名军人中，一共有 1432 对同卵双胞胎。在其中几对双胞胎中，一个身材健美，而另一个的确身材不怎么样。作为同卵双胞胎，他们应该有相似的智商，但结果并不是这样。身材健美的那一个在智力测试中的得分通常比不那么健美的兄弟高。因此，身材健美与智力测试的结果相关，即使在同卵双胞胎中也是如此。

总的来说，所有的证据都指向了同样的结论：我们如果运动，就会变得更聪明！值得考虑的是，这种智力上的效果只来自耐力训练，而不是力量训练，只有长时间运动才能提高智力测试的得分。那些肌肉发达的新兵并没有得到更好的测试结果。

智力测试测量几种类型的智力，例如词汇理解、数学和逻辑推理、解读三维形状的能力。这些都与身体的健美程度成正相关，特别是逻辑和词汇理解，与身材健美程度的相关程度最强。

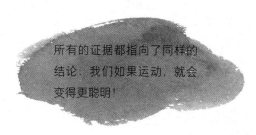

所有的证据都指向了同样的
结论：我们如果运动，就会
变得更聪明！

今天，我们知道大脑有两个区域对逻辑思维和词汇理解特别重要：海马和额叶。这种强相关性与运动对海马和额叶的强烈作用有关。

在年纪大些之后，拥有更高的薪资和更少的抑郁

看来，军队人员的信息对科学家来说是一个真正的金矿，科学家可以从中寻找各种有意思的相关性。例如，他们发现在18岁时的身体健康状况和较高的教育成就有关，并且身体健康的人在以后的人生中（大约40岁）能获得更高的工资。身材健美的年轻男性抑郁的可能性更低，患临床意义上的抑郁症的概率也较低，因为有记录表明，身材健美的男性在年龄增长后的自杀率也较低。如果说光是没有精神障碍是不够的，那么身材健美对大脑也有其他显著的积极影响。身材健美的18岁年轻人在以后的生活中患癫痫病或痴呆症的风险都比较小。

我要说的不是"他们能拥有这些，全因为18岁时身材健美"，而是18岁时的身体对三四十岁时的人生很重要。

道理都懂，为什么行动起来这么困难？

我在阅读这些科学论文时花了很多时间，但有时看到这种类

体育锻炼可以让儿童和成年人更聪明，奇妙吗？这是真实的事情！这是鼓励孩子放下平板电脑和手机，参加体育活动的最佳理由，因为，怎么会有父母不希望他们的孩子变得更聪明，拥有更强健的大脑？

型的研究时，却很难保持兴趣继续阅读下去，就好像我无法消化它们一样。可能因为这些研究的结果看起来太好了——仅仅每天 15 分钟的活动就可以提高孩子们的阅读理解能力和算术能力，不需要接受任何课外补习！

如果你和我一样对这样的事实难以下咽，请坚持一会儿，仔细想想刚刚读到的内容，想想它在说什么。"孩子的大脑会因为运动而运转得更好"，让这样令人难以置信的想法渐渐沉进你的脑海。大脑里的灰质和白质的功能会在经常活动的孩子身上得到加强，就像你的肌肉会因举重而增强一样。体育锻炼可以让儿童和成年人变得更聪明和奇妙吗？这是真实的事情！这是鼓励孩子放下平板电脑和手机，参加体育活动的最佳理由，因为，怎么会有父母不希望他们的孩子变得更聪明，拥有更强健的大脑？

你是否对本章所述的研究结果感到吃惊？其实我也是。对，实际上我也很惊讶于体育锻炼的功效，我不得不把这些文章多读几次，以确保我的理解是正确的。

我们应该问问自己，为什么看似没人知道这项研究。原因可以用 m-o-n-e-y 这几个字母来解释，就像身体活动对抑郁症的影响一样，我们在"真正的快乐药丸"一章中探讨过一点。如果有一种药物，甚至是保健品，能达到这样的功效，早就被义无反顾地推向市场了，我们多少都会听说这种药。奇怪（同样有些可惜）的是，并非所有人都知道儿童和成年人的大脑会这样从锻炼中获益。与药品、保健品、电脑游戏、认知训练方法不同，户外玩耍、步行、跑步等体育活动是免费的。运动通过一系列积极影响使我们的身心获得"双重"收益，世界上没有任何保健品的效果可以与之相匹配。

开给儿童和青少年的绝佳处方

提高心率似乎对大脑特别有益。尝试让心率达到约 150 次/分，看看效果如何。

锻炼要达到一定的强度才行。体育活动的目标不一定是健身，做游戏同样有益。成年人应该注意，不能因为游戏幼稚就不运动了，重要的是要动起来。

为了获得最佳效果，孩子们最好活动 30 分钟以上。

短时间、高强度的锻炼很重要。儿童和青少年活动 12 分钟后，阅读理解能力和注意力就会提高。哪怕只活动短短 4 分钟，只要强度达到慢跑的强度，注意力就会提高。因此，最重要的是动起来，即使只运动几分钟的时间。

一次持续 10 ~ 40 分钟、中间有短暂休息的锻炼能在短时间内提高记忆力、阅读理解能力、注意力时长。

每周活动几次身体，这样持续两三个月就会产生持久的效果，例如更好的算术能力、更高的创造力和更好的执行力（计划、主动性、注意力、冲动控制）。

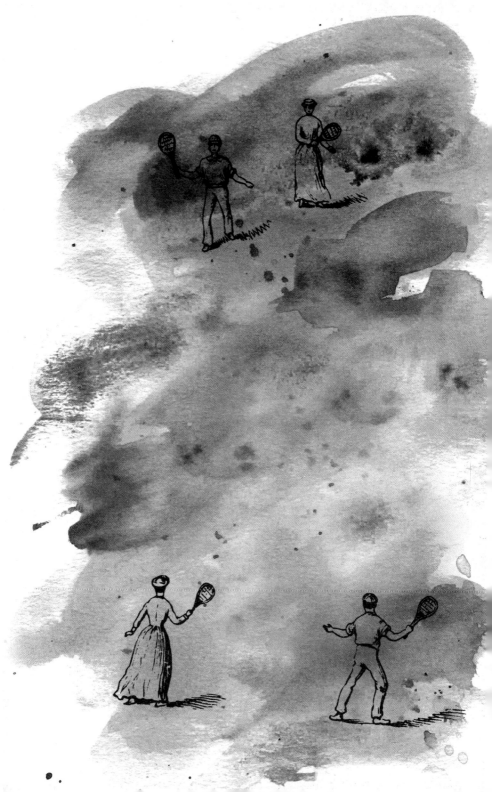

第 8 章　大脑健康地老去

我每天锻炼身体、散步、慢跑、跑步至少 4 个小时。
它让我的身心保持活跃。

——100 岁时还在参加马拉松比赛的福哈·辛格[①]

（Fauja Singh）

[①]　印度裔英籍商人。——译者注

在衰老会影响大脑的功能方面，我们能举出很多很多例子。衰老所带来的变化不仅在于记忆力的减退。随着年龄增长，大脑的运转速度也会更加缓慢，并且类似注意力和多重任务处理这样的认知功能也会减弱。通过研究大脑如何工作，我们也开始渐渐认识到年轻人和老年人在心智上的差异。

有一种名叫斯特鲁普①（stroop）的测试。这个测试会将含义为某种颜色的英文单词拼写出来，但是文字本身却不用这个单词代表的颜色来显示，例如，用红色的字母来拼写"blue"这个单词。你必须快速识别字母是用什么颜色拼写的，比如在上述例子里，字母的颜色是红色，而不是单词本身所指示的蓝色。这个测试考验了注意力和决策力是否能超越单词含义带来的惯性。如果

---

① 是美国的实验心理学家约翰·莱德利·斯特鲁普（John Ridley Stroop）最先提出的心理学效应。——译者注

在测试时检查受试者的大脑，会发现其额叶的前部，即前额皮质被激活了。这样的结果也在意料之中，因为那一部分是大脑进行决策、聚焦、冲动控制的关键。

一般来讲，老年人在斯特鲁普测试中的表现会比年轻人差，他们经常难以抵御单词本身含义的干扰，而不是迅速识别单词表现出来的颜色。因此，这个测试能有效识别不同年龄大脑的差异，可以引起人们对年轻人和老年人大脑之间差异的关注。

在年轻人的大脑中，只有前额皮质的某些部分会在接受测试时被激活，并且通常仅在左侧。当一个70岁老人进行此项测试时，前额叶皮层会有更大的一部分被激活，并且通常会出现在大脑的两侧。这可能意味着，这项测试需要老年人付出更多心思，并且需要更多的大脑区域参与。同理，一个年轻力壮的人能够用一只胳膊举起一把椅子，而一个不那么强壮的老年人则需要使用双臂。所以老年人需要更多的脑组织来参与测试，这一点也不奇怪。

科学家将这种"同时使用两个半脑"现象命名为HAROLD（老年人的大脑两半球不对称地减少了）。有趣的是，身材健美的70岁老年人没有表现出这种倾向。当他们进行测试时，只有半边大脑被激活，甚至前额皮质参与的区域都较小——他们的大脑就像年轻人的大脑。就像一个70岁、肌肉发达的人依然可以用一只胳膊举起一把椅子，一个上年纪的健康人在进行斯特鲁普测试时只需要使用一边的大脑。测试表明，他们不仅可以使用较少的大脑区域来完成任务，还能拥有超出同龄人水平的表现。

大脑老化可以停止

这些七十多岁人所参与的 HAROLD 实验只是众多测试中的一种，这一类的测试都表明，运动似乎能中止大脑的衰老进程，而且效果显著。正如你在前文看到的那样，海马在常运动的人身上并没有随着年龄增长而缩小，反而长大了。这同样适用于额叶——大脑的老板。就像海马一样，额叶会在人生中逐渐缩小，我们的心智也会随之受损。然而，锻炼身体可以阻止额叶的萎缩。

事实上，额叶的使用与我们消耗的能量（即多少卡路里）有关。对经常活动并且消耗大量能量的人来说，随着年龄的增长，额叶的衰老似乎变慢了。他们大脑的思维部分（毕竟，额叶是我们最高级的认知功能所在的地方）竟然能不受衰老的影响！相比之下，那些没有燃烧大量卡路里的人（换句话说，那些经常久坐不动的人），其额叶的萎缩速度要快得多。在跑道快速跑几圈不会对额叶的衰老产生太大的影响。我们要说的是几年甚至几十年里累计消耗的卡路里。要减缓额叶的衰老，我们不能仅仅通过在家附近时不时地慢跑一次来实现。

样本量大是医学研究的一个优势，因为它降低了得到谬论的概率。科学家在 20 年的时间里追踪了大约两万名七八十岁的女性，很明显，那些经常锻炼的人的记忆力比那些久坐不动的人更好。此外，经常运动的人的专注度更加突出。他们之间的差异已经明显到，经常运动的人的大脑看起来比不运动的同龄人年轻 3 岁。他们的心理年龄比他们的实际年龄平均小 3 岁。就像运动对大脑的影响一样，我们不需要做出多过分的努力。每天散步 20 分钟就足够了。

迷失方向的飞行员

对于某些人来说，具有完整的认知能力不仅对于正常生活至关重要，对工作能力也很重要。随着年龄的增长，我们会逐渐失去集中注意力、处理多重任务工作、做出良好判断力的能力，这可能暗示着我们不再能胜任我们的工作。就认知能力在工作中的重要程度而言，很少有工作和飞机驾驶员一样极度需要认知能力。

斯坦福大学的一组科学家决定对 144 名飞行员进行追踪。这些飞行员必须每年在模拟器中测试自己的飞行技能。科学家们会观察他们对一系列潜在危险（诸如发动机故障、起落架故障、在错误的空域遇见另一架可能与之相撞的飞机，等等）的反应。

这些飞行员在测试中的表现会被打分，分数的高低表现出了飞行员处理不同类型挑战的能力。经过几年的连续测试，人们可以看到这些飞行员的飞行技能在随着时间的推移而逐渐受损。这也不是意料之外的，因为人的大脑总归会老化。然而，有一组飞行员的技能下降速度是其他飞行员的两倍。当科学家检查该组飞行员的基因时，发现他们中很多人身上控制 BDNF 的基因发生了突变。BDNF 是大脑的养料。科学家同时还注意到，与其他飞行员相比，携带突变基因的飞行员的海马（记忆中心）萎缩速度更快。

这种突变存在于 1/3 的飞行员中。因为很多人都携带这种基因，所以我们可以估计，这个基因在人群中的突变率约为 1/3。1/3 的人拥有一个可能使他们的大脑更快变老的基因——他们的海马缩小得更快，智力下降得也更快。

有什么办法可以避免这种情况吗？既然你生来就有一套你无法改变的基因，如果这个基因恰好在你的身体里发生了突变，那么它将一直存在于你的身体里。但是，你可以通过体育锻炼来刺激大脑产生大量的 BDNF，其中短时间的剧烈运动（比如间歇训练法）效果最佳。这项研究的科学家在接受采访时说："体育锻炼能显著提升大脑中的 BDNF 水平。"

我们也可以断定，锻炼能在一定程度上维持我们的心智水平。我们可以避免心理上和生理上的大脑衰老。尤其对那些在基因层面已经注定会快速衰老的 1/3 的人来说，开始进行体育锻炼很重要。

体育锻炼真的能提升飞行员的飞行技能吗？至于体育锻炼的效果到底有多好，我希望在得出任何明确的结论之前，先寻找适当的科学证据。所以在这一点上我的回答是：让我们拭目以待。不过我们没有理由否认锻炼的好处。

你的记忆塑造了你

在所有会随着年龄增长而逐渐退缩的认知能力里，记忆力的减退是最明显的。拥有一个好记性的重要性并不体现在你能记得钥匙放在哪儿或者昨天新闻播了什么。你的记忆把你所经历的一切事情转变成了你的世界观。基本上，现在的"你"是由你的记忆力决定的。你所做出的每一个决定，从选择穿什么颜色的袜子这样的琐事到你未来的职业走向和居住地，都和你过去的经历有关。

我们的记忆在做决定的时候会和过去的每段经历进行对比。

记忆让我们继续生活下去，如果记住事情的能力消失，我们就会变成毫无思想的个体。任何接触过痴呆症患者的人都会知道我在说什么。随着记忆能力的消失，这个人会成为曾经的自己的影子。因此，比起简单地增加我们在记忆测试中背诵的单词量，锻炼记忆力有很多更重要的东西。

在审视体育运动如何影响了记忆时，我们很难不提起痴呆症的普遍性。目前，有超过 500 万名美国人患有阿尔茨海默病（Alzheimer's Disease），这也是一种痴呆症。在全世界范围内，每 7 秒就会有一个人被诊断患有阿尔茨海默病。照这样发展下去，到了 2050 年，将有 1.5 亿人患有痴呆症。疾病本身和这些数字一样严重。

由于受这种疾病影响的人数众多，制药公司一直在痴呆症的研究上投入大量资金。每年有数十亿美元专门用于开发痴呆症药物。不幸的是，治愈仍然是个难以捉摸的问题，数十亿美元的花费并没有达到多好的效果。截至目前，治疗痴呆症仍然没有有效的药物。

散步预防痴呆症

科学家们不像药厂有那么多经费来研究怎么阻止痴呆症的发病，但是他们依然得到了惊人的发现。几年以前，他们发现，每天散步可以将患痴呆症的可能性减少 40%。令人感到失望的是，当时的媒体并没有怎么关注这个显著的新成果。.

但如果一种药能起到这种效果，它一定会成为史上最畅销的药和继抗生素之后最具开创性的发明。这些科学家值得拿一座诺贝尔奖。我们如果知道了这种药的存在，为了预防痴呆症，就一散步是治疗痴呆症的最佳药物。

定会争先恐后地要将此药拿给自己或自己的亲人。就像前面提到的，科学家们发现的并不是一种真正的药物，而是散个 30 分钟的步，也不用每天都散步——一周 5 次足矣。

这个巨大的成果不止被媒体忽略，还被很多医生忽视。很多科学家和医生只关注他们自己的研究，比如寻找阿尔茨海默病的致病基因。有关基因的研究确实是重要的。基因是阿尔茨海默病的主要病因之一，患者的亲属也患病的可能性会比较高。但是对我们大部分人来说，基因并没有锻炼重要。研究明确表明，需要担心得痴呆症的是久坐不动的人，而不是那些父母或祖父母患有痴呆症的人。

可悲的是，许多痴呆症患者的家属认为，得病是命中注定的，运动与否都不重要。这是非常错误的想法，因为对于他们来说，运动尤为重要！他们中的大多数人可以通过定期锻炼来克服自身的遗传厄运。

真正令人费解的是，为什么媒体不愿意宣传锻炼的好处。可能遗传和药物研究被认为是非常高科技的东西，高科技产品会激发我们的集体想象力，从而使媒体的传播更容易。相比之下，定期散步的益处虽然很大，但听起来比较温和。我们最初的反应是，获得了大量资金投入的药物研发应该得到比散步更有效的产品。嗯，事实却并非如此。从实际情况看来，散步依然是治疗痴呆症的最佳药物。

给大脑一个更好的生活环境

散步怎么能如此有效地预防痴呆症？理论上，应该锻炼的是大脑，而不是腿。合乎情理的健脑方式应该是填字游戏、数独一类的脑力运动。然而，每天散步一次的效果远远好于每天做一次填字游戏，这不止体现在预防痴呆症上，还包括其他所有的认知能力。我们的大脑在散步或跑步时并没有停止思考——远远没有。我们散步或跑步时，很多思维进程都参与了活动。大脑需要综合处理不同的视觉刺激，同时运动中枢的很大一部分在调节身体的移动。然后，我们还需要知道自己身处的地方和下一秒要去的地方，这些都需要更多的大脑区域参与进行。更加复杂的运动，例如打网球，需要更多的大脑中枢来参与。填字游戏主要由语言中枢参与完成，和完成填字游戏（在纸上写写画画）相比，这些体育活动需要更多的思维活动。

此外，我们的大脑并不是一个封闭的结构。大脑的活动需要在各种营养物质和生长物质以非常有序方式进行调控时才能完成，这些物质对大脑的运作有很大的影响。为了让大脑愉快地在各种营养液中"沐浴"，流经大脑的血压必须稳定。同样地，血糖和血脂也必须保持平衡。身体内的自由基（free radical）的数量不能太高，身体内的炎症水平（人体总有一定程度的炎症）也不应该过高。现在我们知道，当我们活动身体时，所有这些因素都会被积极地影响，这意味着锻炼的人有更适宜的大脑内环境。

身体和大脑并不是两个独立的个体。运动会对身体产生许多积极影响——如稳定的血糖和低水平的自由基，这些影响也可以强化大脑。一颗强壮的心脏会泵出足够的血液，为大脑提供所需的能量。俗话说的"健康是生命之本"不是陈词滥调，而是事实。

那我们需要多大的运动量来降低患痴呆症的风险呢？科学研究用步行或慢跑来划定运动强度，每周总共 150 分钟，或每周 5 次、每次半小时即可。每周跑 3 次，每次跑步 20 分钟，则可以达到进一步的结果。我们还不确定的是，力量训练对痴呆症有什么好处。所以在我们确定之前，最好持续地做已经被证实有效的事情：走路或跑步，而不是去健身房练肌肉。运动会保护你的记忆，避免它消逝。

记忆的消逝不仅体现在痴呆症上。岁月会损害我们大多数人的记忆力，有些与痴呆症本身没有任何关系。主要的原因在于海马的萎缩、流经大脑的血流减少、大脑不同区域之间的联系减弱。但如果我们保持运动的习惯，这些过程能明显放缓。无论我们是否患有痴呆症，锻炼都会阻止大脑的衰老并改善记忆力。

健康地老去

加拿大明星运动员欧嘉·柯黛格（Olga Kotelko）于 2014 年 6 月去世，享年 95 岁，此前她的一生取得了令人难以置信的伟绩，其中包括 37 项世界纪录和 750 个冠军。你没听过她的名字？这并不奇怪：柯黛格直到 77 岁时才开始专业的田径训练。她最喜欢的两项赛事是跳远和百米冲刺。在她度过 90 岁生日之后，她被认定为世界上最年长的跳远运动员。在她职业生涯的最后几年，她的竞争范围缩小了许多，实际上，她通常没有任何竞争对手，只要参加比赛就能获得金牌。

过了 75 岁还在参加体育训练和比赛的人确实很少。过了 75

岁才开始进行这种高精尖训练的人，更是寥寥无几。这就是为什么有一群科学家问欧嘉，他们能不能用 MRI 检查她的大脑。科学家们想要知道的是，体育锻炼是否会影响高龄老人的大脑以及具体的方式是什么。欧嘉同意接受 MRI 检查。科学家把她的检查结果与其他同龄人做了比较，这些同龄人平时基本处于安静的状态，不会参加体育比赛。MRI 显示欧嘉的大脑更健康，有更大的海马和漂亮的白质。欧嘉的大脑并不只是看起来很好，她的记忆也远远好于同龄人。

我们不能自然而然地认为是体育锻炼让欧嘉处于更好的状态。也有可能，它从一开始就已经不同了。然而，她的运动量对她的大脑健康状况来说是一个更合理的解释。

欧嘉高强度的锻炼被科学家称为身心健康地老去的完美典范。欧嘉·柯黛格证明，从我们大脑的角度来看，开始锻炼永远不会太晚。无论你多晚开始锻炼，大脑都会变得更强壮。而且，你并不需要以打破任何世界纪录或赢得奖牌为目标。

蓝色宝地

世界上有一些地区的人口长寿的比例很高，很多人都能活到欧嘉·柯黛格的年纪，甚至更久，而且也不会得痴呆症。这些神秘的地域被我们称为"蓝色宝地"，它们都不是盛产谷物的地方。"蓝色宝地"总的来说在这么几个地方：意大利的撒丁岛、日本的冲绳、哥斯达黎加、瑞典的斯莫兰。

这些地方有什么长寿的秘方？为什么这么多百岁老人都有这么好的记忆力？当科学家企图找到这些地方长寿的奥秘，他们发现了一些有趣的东西。首先，蓝色宝地都不在大城市，反而在小的社区或遥远的岛屿上。那里的人们有密切的社会关系，几代人一起生活是很常见的，很少有人独居的情况。此外，这些地方的人吃得很少（但也没有节食）。另一个常见因素是蓝色宝地的人们经常锻炼。他们常见的锻炼内容是日常活动，而不是高强度的锻炼。

科学家们不知道是哪个（或哪些）因素让这些地区的人们既长寿又不容易得痴呆症——它可能是几个元素的组合。值得一提的是，蓝色宝地的居民平均受教育程度较低，尽管人们一直认为多受教育可以预防痴呆症。体育活动有助于长寿，不仅是一种可能性，而且基本称得上是事实。此外，这些人既享受运动带来的好处，又不得痴呆症，而且还不需要花工夫锻炼。他们的日常活动量就可以保护他们免受痴呆症的困扰。这让每日锻炼又多了一个很好的理由，那就天天散步、多走楼梯、在到达目的地之前早一两站下公交车吧。

让大脑停止衰老的好处方

任何形式的运动都很重要！你的身体会受到你迈出的每一步的影响，特别是有关大脑衰老的方面。

每天步行二三十分钟、每周至少5次。或者每周跑3次、每次20分钟。只要达到相似的运动量，游泳和骑自行车也同样可以。

力量训练对于保持身体健康和行动力也很重要，但我们还不知道它是否有抗大脑衰老的作用。我建议在我们对力量训练产生足够了解之前，先从心肺训练开始。

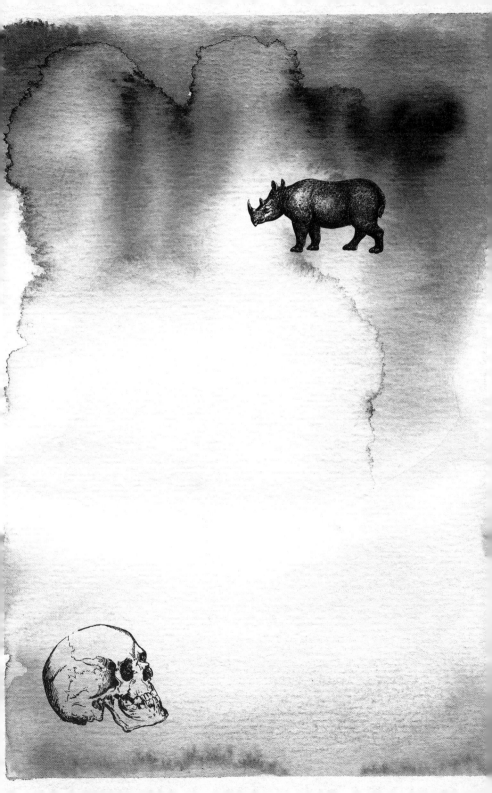

第 9 章 生活在信息时代的 石器时代大脑

生物学的一切都没有道理，除非放在演化的光芒之下。

——费奥多西·多布然斯基（Theodosius Dobzhansky）

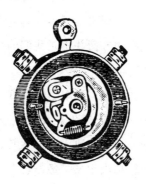

在这本书中，你已经看到了运动和锻炼如何使你更专注、更快乐，如何减少焦虑和压力，以及如何增强你的记忆力、让你更有创意（甚至提高你的智力）。你已经发现了，运动至少能让心理变得更健康。当然，这项研究很容易勾起人们的注意，但就我个人而言，最激动人心的方面并不是我们的大脑受到身体活动的影响，而是为什么会这样。

我们如果想知道怎样能让汽车运转良好，就需要了解车的制造过程。大脑也一样。我们如果想要让大脑运转得更好，先要知道它是如何工作的。而要知道大脑的运转过程，并不需要成为专业的神经科学家或精神病学家，最好的方法是看它是怎样进化的。让我们来回溯一下大脑的历史。

我们将从最早的时期开始。在 20 世纪 70 年代，一具被称为"露西"的人类骨架在埃塞俄比亚被发现，被认为是我们最古老的祖先。据信，露西生活在大约 320 万年前，她的脑容量约为 0.5

升，只比今天平均人脑容量（1.3 升）的 1/3 多一点。如果把镜头快速向前推进一百万年，我们会看到直立人出现在历史里。与露西相比，直立人在进化上更进了一步，大脑的体积也比露西大了一圈。不过，直立人的大脑体积也不到 1 升。直立人的行为也开始发生变化，他们知道如何生活和制造工具、武器、衣服。

认知革命

大约 100 万年前，人类大脑的体积开始快速增长。这可能是由于营养变好，饮食中的蛋白质变多。仅仅 10 万年前，我们祖先的智力才有一个显著的提高，这个阶段被称为认知革命，它对进化学产生了巨大的影响。从历史角度来看，在一个短暂的时期内，我们的祖先在全球大范围地扩张领地，并从东非一个角落里众多物种中的一个无关紧要的物种，演变为地球的主人，到达没有竞争对手的食物链顶端。在进化的途中，他们跑赢了其他 6 种人类（是的，那时候人类至少存在其他 6 种不同的种类）。今天，只有我们智人仍在繁衍。是什么让我们赢了进化？我们并不能完全确定，但原因不仅是更大的大脑。比如，尼安德特人是我们击败的 6 种人类之一，但其脑部比我们智人的大。

一种可能的决定性优势是智人的皮质，也就是大脑皮层（在大脑的最外层）。大脑皮层由 6 个不同的层次组成。大脑皮层是我们先进认知功能的中心。我们的数学、逻辑、语言、创造性思维能力都由大脑皮质掌控。大脑皮层也是奇迹发生的地方。正如美国天文学家卡尔·萨根（Carl Sagan）所说："人类文明是大脑皮层的功劳。"

更大更复杂的大脑皮层，特别是紧贴颅骨内侧、额叶前部（前额叶皮层）的区域，可以让人类学习和展现更多的能力。

这一点大大有助于我们的生存。我们因此可以成为更优秀的狩猎者。我们保护自己免受敌人伤害的能力和记忆力都变得更好，也更愿意分工协作。这些变化都会给我们带来更富有蛋白质和营养的食物，从而为大脑皮层的进一步生长提供机会。从此，人会变得更聪明、更容易生存下去、更容易寻找食物……

我们现代人的大脑看起来像被紧紧压缩到一起的一堆香肠，正因如此我们为大脑皮层腾出了更多空间。如果大脑像台球一样光滑和平整，大脑皮层的总表面积就会比较小，更接近原始的状态。

基因的失误会让我们更聪明吗?

人类的大脑体积大约是黑猩猩（我们最近的亲戚）的 3 倍。600 万年前我们从这个物种中被分离出来，在那时，他们的大脑似乎就和如今一样大了，而人类大脑的体积却在此期间增加了两倍。此外，与其他动物相比，我们的大脑皮层在不成比例地增大，额叶及其前部（即前额叶皮层）的增长最明显。是什么让我们的

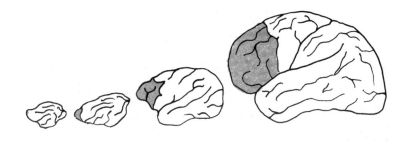

祖先拥有更大的大脑和越来越复杂的大脑皮层，并在所有的物种中具有独树一帜的优势呢？许多科学家认为，答案可能在我们的基因里。

2015 年，马克斯·普朗克研究所的科学家们介绍了一种基因。他们认为这个基因可能是你能坐在这里读文字，而不是去非洲莽原上寻找可以狩猎的动物的原因。基因通常具有复杂的名字，这个基因被称为 ARHGAPIIB。人类身上有这个基因，但黑猩猩等相关物种中却没有。有趣的是，这个基因的出现看来纯属偶然——另一个基因在我们祖先的身体中复制时出现了一些错误，只复制了一个片段，而不是一整个基因。

这个片段，我们今天称之为 ARHGAPIIB，能刺激大脑皮层的生长。我们的祖先在幸运地经历了这次基因复制错误后，收获了稍大一点的大脑皮层，因此具有了更强大的认知能力，从而得到了生存的优势。他们把这个基因传递给了后代，后代的大脑皮层会长得更大，这就是大脑从原始物种到现代人的发展过程。我们要感激我们的智慧。

如果没有因复制出错制造了 ARHGAPIIB 基因，我们可能永远不会登上月球、发现相对论、画出西斯廷教堂的壁画，相反，我们会继续徘徊在非洲莽原上。

但我们怎么知道，脑容量的增长全都要归功于这一个基因？我们的遗传物质包含大约 2.3 万个基因，英雄可能是它们中的任何一个。答案当然是不确定。然而，在我们将 ARHGAPIIB 基因植入小鼠体内后，小鼠的变化就很好地验证了这个关键的进化步骤。

小鼠身体比较小，相应地，大脑皮层也较小，皮层也没有褶

大脑最重要的功能

理论上，只有运动的生物才有大脑。植物不会动，所以它们没有大脑。第一批脑细胞是在大约 6 亿年前出现的，它们的主要任务可能是协调原始动物的运动。运动是地球上第一批脑细胞的主要功能。在这个时候，脑细胞没有像集中注意力这样复杂的功能，只能产生更简单的反应，例如将生物体从一个地方移动到另一个地方以寻找食物。

这同样适用于我们人类。迄今为止，协调运动很可能是我们大脑最重要的功能。因此，如果说大脑最重要的功能是让你活动你的身体，但身体的活动对大脑来说反而不重要，那听起来不是很奇怪吗？没有大脑，身体就无法活动，如果身体不活动，大脑就无法正常运转。

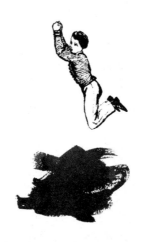

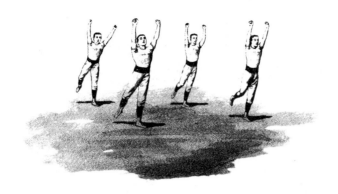

越运动，大脑越大？

与身体相比，人类大脑所占的比例比较大。它的体积约为1.3～1.4升，而体重为60千克的哺乳动物平均脑容量为0.2升，我们的脑容量约为其他物种的6倍。除此之外，科学家在检查不同动物的大脑大小时发现了一个有趣的相关性，耐力好的动物(即那些可以跑很远的动物)的大脑都比较大。像人类一样，老鼠和狗的耐力都比较好；和我们人类一样，它们大脑的重量相对于自身体重而言都很大。

这可能是因为运动时产生的BDNF能促进大脑成长，并加速新脑细胞的产生。对此，一个可能的解释是我们更活跃的祖先会找到更多食物并存活下来，他们的基因因而得到了传播。他们的身体在运动期间产生了大量的BDNF，因此他们的大脑也会增长。顺着下去，他们的后代也可以遗传到更大的大脑，而且这些后代里比较活跃的那些也更容易生存下来。多亏了BDNF，这些后代的大脑长得更大。这就是运动推动大脑进化和发育的方式，至少在智力的促进方面，我们可要多谢运动的功劳。

皱。而被植入该基因的老鼠长出了更大的大脑，有时候还长出了有皱褶的大脑皮质。换句话说，它们的大脑看起来更像我们人类的！当然，真正重要的问题是，老鼠是否变聪明了。我们还不知道答案，不过，我们正在努力寻找答案。

社会的大转变

没有人会否认，在过去的几年中我们动得越来越少，相反在电脑和智能手机上花费的时间越来越多。虽然这种趋势所带来的后果不可避免，但我们如果再回顾一下历史，就会发现更多有趣的联系。大约一万年前的某个时候，我们的祖先在经历了数百万年的狩猎时代后转向了农耕时代。狩猎者原本积极寻找食物的游牧生活方式，被换成了要在一个地方居住下来的生活方式。作为一个农民，当然也不能成天坐着，但农耕生活中的体力活动可比狩猎生活少得多。

与我们多年前从狩猎时代到农耕时代时所减少的运动量相比，过去两百年来，我们的活动习惯发生了更大的变化，运动量减少了更多。在短短的两百多年时间里，我们的社会已经从一个农耕社会变成了一个工业化的社会，而到了今天——在这个数字化的社会中，我们大多数人都不需要出去主动地寻找食物了。

觅食曾经是我们人类历史上最重要的日常活动，现在已经成了我们大多数人不必再担心的事情——我们不用花费体力就可以完成这一目标。今天，我们可以在超市买到所有食物，甚至可以在网上买，我们不用自己花力气，只需要坐着下订单，它们就会被送到门口。

100 步与 50 步

这些社会的变化极大改变了我们的运动量。即使是当今常运动的人，可能也远没有 200 年前的人类运动量大。我们的运动量到底减少了多少？由于我们无法用计步器等仪器来测量我们祖先的运动量，所以很难有个定量的比较。但是，通过对比现代仍在过狩猎生活的人和农耕生活的人，我们可以有理有据地猜测。

哈扎人（Hadza）住在坦桑尼亚北部。该部落有大约一千名成员，其中约一半是狩猎者。他们不圈养家畜，不耕种土地，也没有固定的住处。相反，他们通过狩猎和建造夜间临时避难所生存了下来。他们的语言是独一无二的，可能是地球上最古老的口语之一。基本上，哈扎人的生活方式与一万年前我们祖先的相同。他们属于这个星球上最后一批狩猎生活的群体，是被人类进化所遗忘的一个部分。

哈扎人的日常运动量有多大？研究人员给哈扎部落的成员配备了计步器。结果表明，他们每天平均行走 8 ~ 10 公里，相当于大约 1.1 万 ~ 1.4 万步（女人走的步数更少）。这个结果和我们猜测的差不多。

那农民呢？作为参考，我们去调查了美国的阿米什人（Amish），当代一个仍处在农耕社会的群体，他们过得和 200 年前我们的祖先一样。阿米什人选择放弃所有现代设施——他们不看电视，不用互联网或电。他们的活动量比我们大得多。阿米什男人每天步行约 1.8 万步，而女人和哈扎部落里的女人一样，会比男人少走一点。把他们的运动量与现在美国人和欧洲人平均每天六七千步的运动量相比，你会发现哈扎人和阿米什人的步数是当代西方人的两倍。也可以说，在从狩猎社会向现代文明过渡期间，我们的运动量减少了一半。

一眨眼的瞬间

自从我们进入农耕社会，人类历史又发展了一万年，这一万年听起来很长。但是，从生物学的角度来看，这是一段非常短的时间。我们耕作的时期只占人类历史长河的 1%。人类工业化 200 来年的进程也许很久（因为 1800 年的确已经过去很久了），但从进化的角度来看，它只是一眨眼的瞬间。如果我们将人类历史浓缩成 24 小时，在晚上 11 点 40 分之前，我们都是狩猎者。直到晚上 11 点 59 分 40 秒，也就是午夜前 20 秒，人类社会才进入工业化时代。到了 11 点 59 分 59 秒，也就是 24 小时结束前的一秒钟，我们才进入数字时代（即我们开始用互联网）。

如果对比一下新物种诞生所需要的时间，很明显，进化需要的时间很长很长。在任何有意义的物种变化发生之前，蛰伏 1 万年甚至更长的时间都是很正常的。可以说，我们今天的人类与那些生活在 100、1000 甚至 1 万年前的人在基因上是相同的。

想一想：在人类历史上这么短暂的一个时期里，我们的生活方式已经发生了巨大的改变，对运动的需求减少了一半。如果我们将生活方式的改变与人类进化的缓慢速度相比较（进化的速度十分缓慢，基本上是以万年为单位的），你可以看到，我们生活方式的转变速度远远超过了我们身体和大脑的进化速度，进化永远是滞后的。从生物学的角度讲，我们的身体和大脑仍在大草原上，比起耕作者，我们更接近狩猎者。加上你到目前为止在本书中所读到的内容，也就是锻炼能使你更专注、更快乐，减少焦虑和压力，增强你的记忆力、让你更有创意；而缺少锻炼会让你变如果我们将人类历史浓缩成 24 小时，在晚上 11 点 40 分之前，我们都是狩猎者。直到晚上 11 点 59 分 40 秒，也就是午夜前 20 秒，人类社会才进入工业化时代。到了 11 点 59 分 59 秒，也就是 24 小时结束前的一秒钟，我们才进入数字时代（即我们开始用互联网）。

得焦虑、悲伤、难以集中注意力。由此可以得出结论，当今很多常见的心理问题都源于我们缺少锻炼。我们"走"得太快，走在了我们的生物学年龄之前，或者应该说，我们"坐"得太多了，超过了生物学年龄所能适应的范围。

锻炼的好处有那么多，可我们为什么还是有惰性？

毫无疑问，我们的身体和大脑已经进化到能适应比现在多得多的运动量的程度了。其中就有一个悖论，我们也在变得懒惰。如果确信去外面散步或跑步有益于健康，那么人们为什么会觉得躺在沙发上休息、吃零食薯片更快乐？那是因为，在人类历史的大部分时间里，我们常常要面对营养不良和能量不足的情况。那时候的食物供给并没有像今天这样过剩。高热量的食物对于我们的狩猎者祖先来说是罕见的，一旦得到了最好立即食用，以免这些食物被其他人偷走。这就是为什么高热量的食物通常味道很好——你的大脑仍然希望通过吃来补充你的能量储备。

如果我们在非洲莽原的祖先来到一棵满是又甜、热量又高的果子的果子树前，那么先吃一个，剩下的留着慢慢吃并不是聪明我们"走"得太快，走在了我们的生物学年龄之前，或者应该说，我们"坐"得太多了，超过了生物学年龄所能适应的范围。

的选择，就像有人递给了你一盒巧克力（后文会提到）一样。对我们的祖先来说，更好的办法是立即吃掉所有食物，不错过所有宝贵的能量。如果等到第二天，也许它们就都被别人吃了。我们身上仍然保留着这种条件反射。例如，当你面对一盒巧克力时，你的大脑会告诉你："现在你应该把整个盒子里的食物都吃掉，一口也不放过。否则别人会把这盒巧克力拿走！如果明天找不到吃的，我们可能需要在今天屯上一点能量。"这就是为什么，我们总想一次吃掉一整盒巧克力。

身体的能量储备不仅取决于你摄入了多少，还取决于你消耗了多少。我们的身体不会平白无故地消耗能量——它会为饥荒预留一点储备。这对于我们人类来说一直是生存的王牌。这种生存手段会转化成内心的想法，告诉我们应该减少活动来节约能源。这种行为上的改变可以帮助我们度过艰难的时期。因此，当你悠闲地躺在电视机前的沙发上，想找借口来取消今天的跑步或散步活动时，就是你的狩猎者大脑在告诉你继续歇着。"坐着能节能"是让你懒惰的原因。"在没有食物的那一天，身体里所储存的能量就会派上用场。"

很明显，这种节省卡路里的自然本性会对我们的体重产生影响。如果你不相信，那么看看曾经经历过快速经济增长的第三世界国家发生了什么。在短短的几十年里，经济的发展给居民带来了充满快餐的生活、无处不在的高糖饮食、坐着沙发看电视的小胖墩。肥胖率在这些国家飙升。这种新的生活方式会使我们体重增加，不过，我们并不了解它对脑的影响。

疯狂倒退

过去几十年内科技的巨大进步为我们提供了互联网、智能手机、食品等商品，我们只需点击鼠标，即可在家中完成购买。与此同时，我们进化之前的生活方式也越来越远。生活中日益增加的舒适感也使我们不安、焦虑、抑郁。再回到这个话题，为什么久坐会影响我们的心理健康？

同样，答案也可以在文明史中找到。我们的大脑结构和一万年前祖先的大脑结构基本一致。他们不会为了比赛去跑马拉松，也不会为了让自己穿泳装的样子更迷人而锻炼。他们运动的目的就是生存：他们跑着（或者走着）躲避危险、寻找食物和新住所。

他们的大脑会相应地分泌多巴胺，让这些运动的人产生愉快的感觉，因为狩猎更有利于生存。除此之外，生存的概率还会因为他们逃跑或发现了新的居住地而提高。因为我们的大脑在这一万年间没有发生变化，有些理论和机制也适用于当代人。当我们做一件对我们的祖先来说能提高生存概率的事时，我们的大脑就会提供奖励以鼓励我们继续做这件事情。

当你运动完回到家，大脑就会把你的行为解读为你出去寻找食物或者更好的避难所了，这样它就会奖励你一份好心情。这时你体内的多巴胺、5-羟色胺、内啡肽等物质增加的原因，不是因为你之前在健康杂志上读到过运动的好处，而是你的大脑觉得你增加了"它"生存的机会。这也是为什么我们会因久坐不动而产生负罪感。久坐不能让你抓到更多的猎物，也不会有助于你找到新的住处。久坐从来都不会增加你的生存概率，这也造成了许多当代人的亚健康状态。

这样来看，我们就很容易理解运动能增强脑部功能的原因了。对我们的祖先来说，在捕猎时集中注意力是非常重要的。如果你在非洲莽原上跟踪猎物，就必须集中注意力并找到最佳捕猎时机。这也是为什么我们的专注力会因为锻炼而增强。

体育运动也会增强我们的记忆力，这是怎么办到的呢？这可能是因为，当我们的祖先寻找新的栖息地时，面对新的环境，需要时刻保持警惕。久坐不动会让我们的大脑以为我们还在原地，不需要这些功能，所以也没有必要提高我们的记忆力。我们的大脑不是朝着适应手机或电脑的方向进化的，也不会把久坐和对着屏幕看消息当作是新的、有益的体验。

我们的大脑仍然生活在非洲莽原

你的大脑并不知道世界已经和曾经不一样了。它还生活在非洲莽原上，你多动一点，它就会运转得更好一点。当然，锻炼不是生活和环境中影响大脑功能的唯一因素。环境污染、城市化、现代饮食、完全不同的社会结构也会影响我们的大脑。尽管如此，就我们的身心健康而言，缺乏体育锻炼是最大的改变之一，而且也是最容易被解决的因素之一。我们肯定不能让自己重新回到灌木丛中去过狩猎的生活，但是我们可以试着多运动一点。我们可以让大脑回到进化以前，多动一点，这样大脑就会给我们丰厚的奖励。

　　尽管我们生活在物质最丰富的时代，但我们中的许多人都觉得缺了点什么。不过这种感觉并不奇怪，因为与进化之前的生活相比，我们的现代社会已经偏了太多了。我们只用几代人的时间，就给自己的生活带来了难以置信的进步。比如，可以想想，人类的寿命延长了多少。另一方面，我们倾向于变得沮丧、焦虑、满脑子压力、难以集中注意力。原因很简单，因为我们的大脑还没有进化出能高效应对我们当前的生活方式的能力。

　　不过你可以通过参加更多的体育活动来减轻这种不适。当然，这并不意味着所有的心理问题都可以通过跑步来解决，又或者定期打网球比定期吃精神药物有效。只是我们大多数人都可以从体育运动中获益，感到自己更健康，精神状态也变好了。我们如果感到精神不振或压力过大，也许应该问问自己，我们是否能改变自己的生活方式，而不是认定所有问题都可以通过吃药来解决。

"散步是最好的良药"

　　站在读者的角度，读到这里我可能会想，如果运动真的对大脑有这么多益处，那么大家应该都知道了才对吧？就跟人人都知道吸烟有害健康、咖啡能提神一样。我觉得，我们都知道运动对大脑的健康有多少好处，但在过去的 150 年里，我们已经忘记了这些。"散步是最好的良药"——这并不是健康杂志的陈词滥调，相反，它来自医学之父希波克拉底。早在 2500 年前，在现代医学技术出现之前，我们就知道了体育活动对身心健康的重要意义。

　　在过去的 150 年中，我们的医学飞速发展，现代医学为我们提供了疫苗、抗生素、MRI 扫描、分子靶向癌症药物等产品。在这些医学进步出现之后，之前那些有效的健康生活方式似乎已经变得不重要了。我们已经忘记了，对于身体和大脑来说，最重要的药物可能是运动。希望这种观念已经有所改变。近期，科学研究已经证实了希波克拉底所说的"散步是最好的良药"，认可了他古老而又明智的观点。我们目前还没有完全了解运动的重要性，以及将运动转变为精神健康的机制。听起来有点讽刺意味的是，正是这些先进的现代医学手段（例如 MRI），让我们验证了最不现代的医学理论——运动有助于身体健康。

要健康，不一定要成为健美先生

由于广大群众对健康的向往，加上杂志摊总是把健身杂志摆在最显眼的位置，体育活动（例如纽约马拉松和瑞典瓦萨越野滑雪节）的票总会在几个小时内售空。同时，很多人觉得自己无法参加这种运动量超大的体育活动，对此我完全能理解！对于这些人，我想说的是：你可以不参加远距离长跑、不看健身杂志、不参加运动量超大的体育活动，但是，你多少应该运动一点。

运动的目的并不是成为健美先生或者练出 6 块腹肌，而是让你的大脑达到最佳的状态。健脑小游戏已成为一个价值数十亿元的行业。我的建议是，把它们都删了——它们不会起作用的。同时，你也不用过于关注营养品和其他所谓能激发大脑潜能的"神奇方法"，因为这些方法也是无效的。相反，你应该花时间在已经被科学证实有效的健脑方法上——运动。运动是免费的。而且运动的种类和场所并不重要。重要的是你动没动。一次锻炼就可以立刻改善你的身心健康，规律锻炼一段时间后，你的身心会达运动的目的并不是成为健美先生或者练出 6 块腹肌，而是让你的大脑达到最佳的状态。

到最佳的状态。

　　如果躺在沙发上吃薯片、看电视节目才是对大脑健康最有益的做法，那恐怕没有人会比我更开心了。如果有健脑的方法和营养品能让我精神集中、快乐、专注，那也真的太好了。很不幸，科学研究清楚地表明，这不可能。我的大脑是为了运动而生的。你的也一样，动一动身体，大脑才会运转得更好！

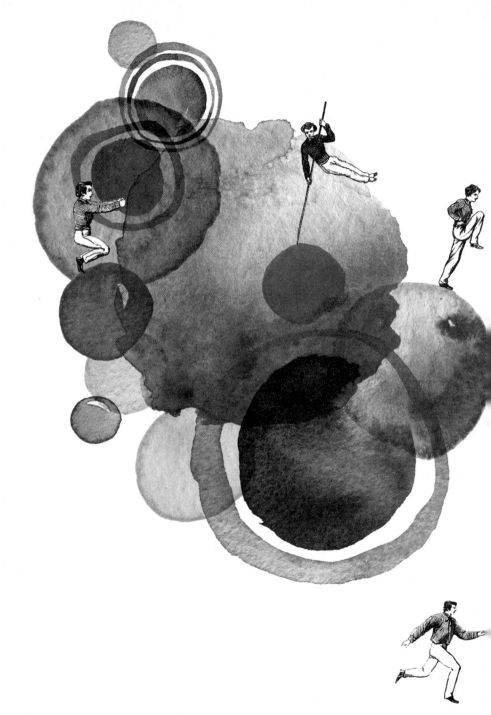

第 10 章　大脑的处方

是的，从某种意义上说，科学把我们都"还原"成了被一堆毫不起眼的、不到 1.5 千克重的器官支配的生理过程。但是这个器官简直太重要了！

——史蒂芬·平克（Steven Pinker）

现在我们看看本书最重要的部分。我把它留在了最后。看完了所有这些关于体育活动和锻炼对大脑有何影响的研究之后，我们要怎么确定一个最有益于大脑的运动量？怎样让锻炼达到最佳效果？尽管你会觉得我啰唆，但我还是要再说一次：这个问题没有确切的答案，但是我们仍然可以下一些结论。

　　最重要的结论是，你所迈出的每一步都对大脑有益！运动30分钟总是比运动5分钟要好，不过运动5分钟也有用。所以，以你喜欢的方式运动！

　　要想看到效果，你必须至少锻炼30分钟。

　　最好每周锻炼3次，每次45分钟。并且锻炼时要保证心率加快。

　　尽量做心肺训练。力量训练虽然也对大脑有好处，但是有氧训练更好。如果你喜欢锻炼，别忘了加入耐力训练。

　　剧烈的间歇训练是不错的运动方式，但从大脑的角度来看，它就没那么好了——锻炼后你会变得很疲惫，以至于运动的益处看起来不那么明显。你的创造力不会在间歇训练后的几个小时内提高，但是如果你进行不那么费力的训练，比如以正常速度跑步，则会在运动后看到创造力的提高。话虽如此，间歇训练和其他剧烈运动对大脑无疑是长期有益的，因为高运动量会大大增加大脑 BDNF 的水平。

坚持下去，坚持下去，坚持下去！重构大脑组织需要时间。偶尔的跑步或走路会立即为大脑提供更大的血流量，但是创造新的脑细胞和血管，加强大脑不同区域间的联系需要更多的时间——几个月，甚至更长。每周定期运动几次，持续 6 个月，你会发现巨大的改变。

后 记

在你的颅骨下，隐藏着这个世界上最复杂的宇宙。它是一个从不停歇的器官——从你出生时起一直运转到你咽下最后一口气。这个器官也就是你这个人。因为你就是你大脑的实体。我为什么要写一本探讨运动如何影响大脑的书呢？是这样的，现代神经科学已经向我们展示了我们怎样做最有益于大脑和我们自身——那就是运动。如果这个重要的事情还不值得我花时间来写书，那还有什么更值得的？

不过，写这样一本科普书也很有挑战性，因为必须要让大众读者理解运动是怎样影响大脑的。毕竟，我们都没有彻底了解大脑这样一个极度复杂的器官是如何运作的。现在，神经科学正在以光速发展。每一年都有 10 万份有关大脑的科学研究发表。平均来说每 4 分钟，就有一份研究被发表。从数字上看，我们也可以说，我们对大脑的了解每小时都在增长。尽管如此，我们对大脑的了解还只是皮毛。

线虫是一种人们在大脑的基础研究中经常使用的动物。科学家花了 40 年的时间来绘制线虫（秀丽隐杆线虫，拉丁名为 Caenorhabditis elegans）的大脑活动图。也就是说，就连它们的这个小小的器官，也拥有约 300 个脑细胞，800 个连接。相比之下，人类的大脑有一千亿个脑细胞，一百万亿个连接。换句话说，我们对大脑的了解也就一点点，更别说彻底搞懂运动是如何影响大脑的了。在这本书中，我试图从神经科学的角度来阐述这个问题。

至于运动如何使大脑强健，未来的研究一定会揭示更多未知的新机制。不过，我并不担心这本书所描述的观点在 10 年甚至 50 年后就被推翻——运动对大脑的好处实在太大了！

神经科学不仅是一种寻找病因和治疗方法的学科，它也有助于我们了解自己。有时，研究已经成功地证实了一些看似显而易见的事情，比如与他人交往的重要性，或者酒精会破坏大脑。有时，研究会得出一些让人意想不到的结果。我们早就知道运动可以让人感到快乐，不需要科学研究来证实这一点。只是，运动对认知能力（比如说创造力、忍耐力、注意力、智力）的巨大影响对我们来讲可能是最重要，又容易被忽视的东西。实际上，很少有人注意到这一点。

这本书与我本人的观点和愿望无关，只是在陈述科学研究的结果。同时要强调的是，这不是一份科研论文，而是一本针对大众读者的科普读物。因此，我必须简化某些概念，以使本书更具可读性和趣味性。最后，请放下这本书，到户外，动一动——锻炼你的大脑！

简易词汇表

伏隔核：大脑里很小的一个区域，对我们的奖励系统和行为控制很重要。多巴胺是伏隔核的重要部分，当多巴胺水平升高时，我们会产生愉快的感觉。

杏仁核：大脑里杏仁大小的一个区域，对恐惧感的产生和情绪变化非常重要。大脑有两个杏仁核，左右两侧各一个。杏仁核属于"爬行动物脑"（大脑最原始部分，是进化中自始至终都存在）的一部分。杏仁核的主要作用是让身体进入警戒（战斗或逃跑）的状态！

轴突：脑细胞间类似卷轴般的分支，在细胞之间传递信号。

BDNF：脑源性神经营养因子。大脑产生的一种蛋白质，对许多大脑功能有非常重要的作用，例如创造新的脑细胞、记忆、保持身体健康等。

小脑：位于头骨后部，占脑总容量的10%。小脑对于身体运动能力和平衡能力非常重要。

大脑皮层：大脑的外层结构，也是最复杂的部分。它承担大脑最重要的工作。大脑皮层主要由脑细胞组成。与大脑的其他部分不同，大脑皮层由6层神经细胞组成。

皮质醇：由肾上腺（位于肾脏顶部的腺体）产生的应激激素，可让心率加快、血压升高，警告大脑为战斗或逃跑做好准备。长期高水平的皮质醇会损伤大脑，尤其是海马部分。

多巴胺：调控幸福感的物质，特别是动机、动力和奖励机制。多巴胺对于注意力和运动也很重要。

大麻素： 人体内分泌的激素，可以缓解疼痛，产生欣快感。大麻素与四氢大麻酚和大麻在神经系统里有共同受体。

内啡肽： 即内源性吗啡（内源性是指由人体生成的），是一组在大脑（和身体的其他部分）中产生的激素，可以缓解疼痛并产生欣快感。

执行功能/认知功能： 一组功能的集合名词，包括控制冲动、集中注意力、产生改变和适应当前环境的行为等能力。

额叶： 大脑组织的前部，掌管逻辑、抽象思维以及情绪控制。额叶是大脑中最高级的部分。

γ–氨基丁酸： 一种能降低大脑活跃程度的物质。

灰质： 主要由神经元细胞组成。人活着时它是粉色的，人死后才会显示出灰色。

海马： 大脑中和拇指一样大小的结构。大脑的左右半球各有一个海马。海马对记忆能力至关重要，对于情绪控制和空间定位也很重要。海马可能是大脑中受运动影响最大的部分。

下丘脑–垂体–肾上腺轴： 是大脑最重要的应激控制系统。它开始于被称为下丘脑的大脑区域，该区域向垂体（脑中的腺体）发送信号，该信号反过来会刺激肾上腺产生应激激素皮质醇。

下丘脑： 大脑中央的一个区域，对血压、心率、体温、代谢的控制很重要。

核磁共振成像： 一项先进的医学成像技术，能用高分辨率的图像显示身体器官。功能性磁共振成像（fMRI）可通过测量不同区域的血流量，来追踪大脑被激活的不同区域。血流量大，表明该区域很活跃。一台核磁共振成像机的大小就像一辆小型汽车。

检查时，人会被推入一个看起来像一个小隧道的管子里，隧道中会产生非常强的磁场，而产生磁场的磁体必须放在 –200℃的液氮中冷却。

神经形成：创造新的脑细胞。早些时候人们认为，只有儿童的大脑才能产生新的脑细胞，但现在我们知道，人在整个一生中都能产生新的脑细胞，成年人也可以。

神经元：脑细胞。

去甲肾上腺素：大脑中控制警惕性和注意力的物质。

眶额皮质：额头后面的一部分大脑皮层。对决策力和自我奖励制度很重要。

正电子发射计算机断层扫描：先进的医学成像技术，将放射性物质注入体内，然后观察变化。主要用于科学研究和医疗上的肿瘤定位。

垂体：大脑中的豌豆大小的腺体，调节身体的几种重要荷尔蒙，如应激激素皮质醇。垂体的英文单词"pituitary"中的 p 也就是我们身体的应激系统 HPA 轴中的"P"。

前额叶皮层：额叶的前部。我们最高级的智力功能（如规划未来、适应或顺从变化、压制自我奖励机制、与他人来往）所处的位置。

5– 羟色胺：大脑中的一种物质，对我们的情绪至关重要，特别是对于平静和内在力量的管理。

选择性 5– 羟色胺再摄取抑制剂：用于治疗抑郁症的最常见药物。通过增加脑中神经递质 5- 羟色胺的水平来发挥作用，也同时通过影响去甲肾上腺素和多巴胺来辅助治疗。

突触：两个脑细胞之间的小空间，让细胞彼此联系。细胞不会直接接触彼此，而是通过突触发出的信号物质如多巴胺、5- 羟色胺、GABA 实现联系。

颞叶：颞部（太阳穴附近）背后的大脑部分组织。功能多样，对记忆尤其重要。

丘脑：大脑中央有大量信息通过的地方。丘脑的作用有时像信息的过滤器，用以确保我们的大脑不会超载。

爬行动物脑：进化过程中保留下来的大脑部分，与更简单的哺乳动物有共同之处。爬行动物脑的功能就像我们的战斗或逃跑模式一样，非常原始。爬行动物脑能使我们对危险做出反应（如逃跑），但不会事先预见潜在的危险。

白质：脑细胞之间的连接物质。白质位于灰质下方，由脑细胞之间的长卷须状轴突组成。白质的白色来自轴突上被称为髓鞘的脂肪物质，髓鞘增加了神经信号传导的速度。

图书在版编目（CIP）数据

大脑健身房 / (瑞典) 安德斯·汉森著 ; 张雪莹译
. -- 北京 : 中国友谊出版公司 , 2019.9（2024.8 重印）
ISBN 978-7-5057-4716-6

I . ①大… II . ①安… ②张… III . ①健身运动—影
响—大脑—研究 IV . ① R322.81

中国版本图书馆 CIP 数据核字 (2019) 第 090652 号

著作权合同登记号　图字：01-2019-3491

HJÄRNSTARK: Hur motion och träning stärker din hjärna
Copyright © Anders Hansen 2016
Grafisk form och illustrationer Lisa Zachrisson
First published by Fitnessförlaget, Stockholm, Sweden
Simplified Chinese Translation © 2019 by Ginkgo(Beijing)Book Co., Ltd.
Rights Arranged by Peony Literary Agency Limited.

本书中文简体版权归属于银杏树下（北京）图书有限责任公司。

书名	大脑健身房
作者	［瑞典］安德斯·汉森
译者	张雪莹
出版	中国友谊出版公司
发行	中国友谊出版公司
经销	新华书店
印刷	天津雅图印刷有限公司
规格	889 毫米 × 1194 毫米　32 开
	7 印张　158 千字
版次	2019 年 9 月第 1 版
印次	2024 年 8 月第 6 次印刷
书号	ISBN 978-7-5057-4716-6
定价	38.00 元
地址	北京市朝阳区西坝河南里 17 号楼
邮编	100028
电话	（010）64678009